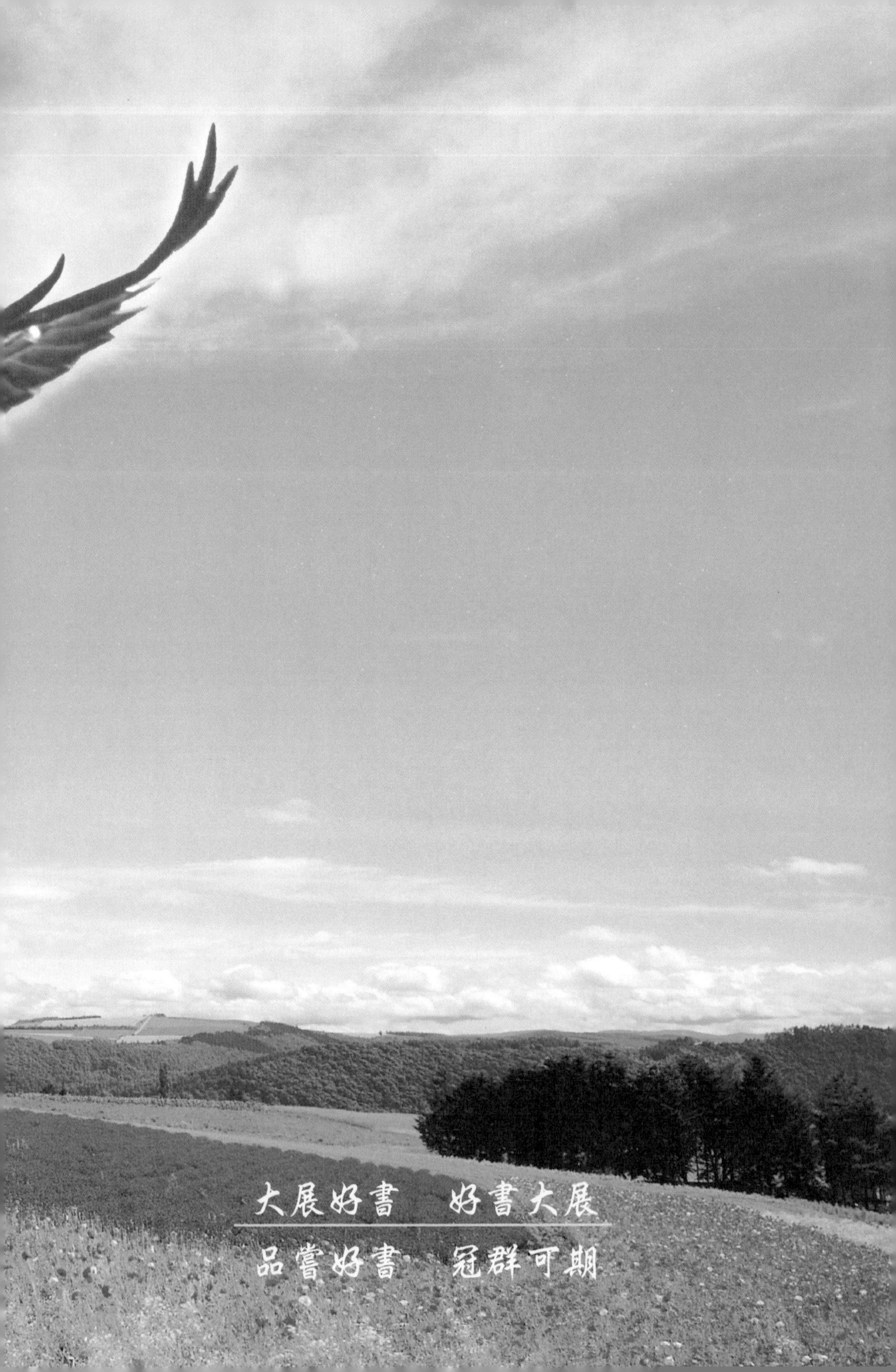
大展好書　好書大展
品嘗好書　冠群可期

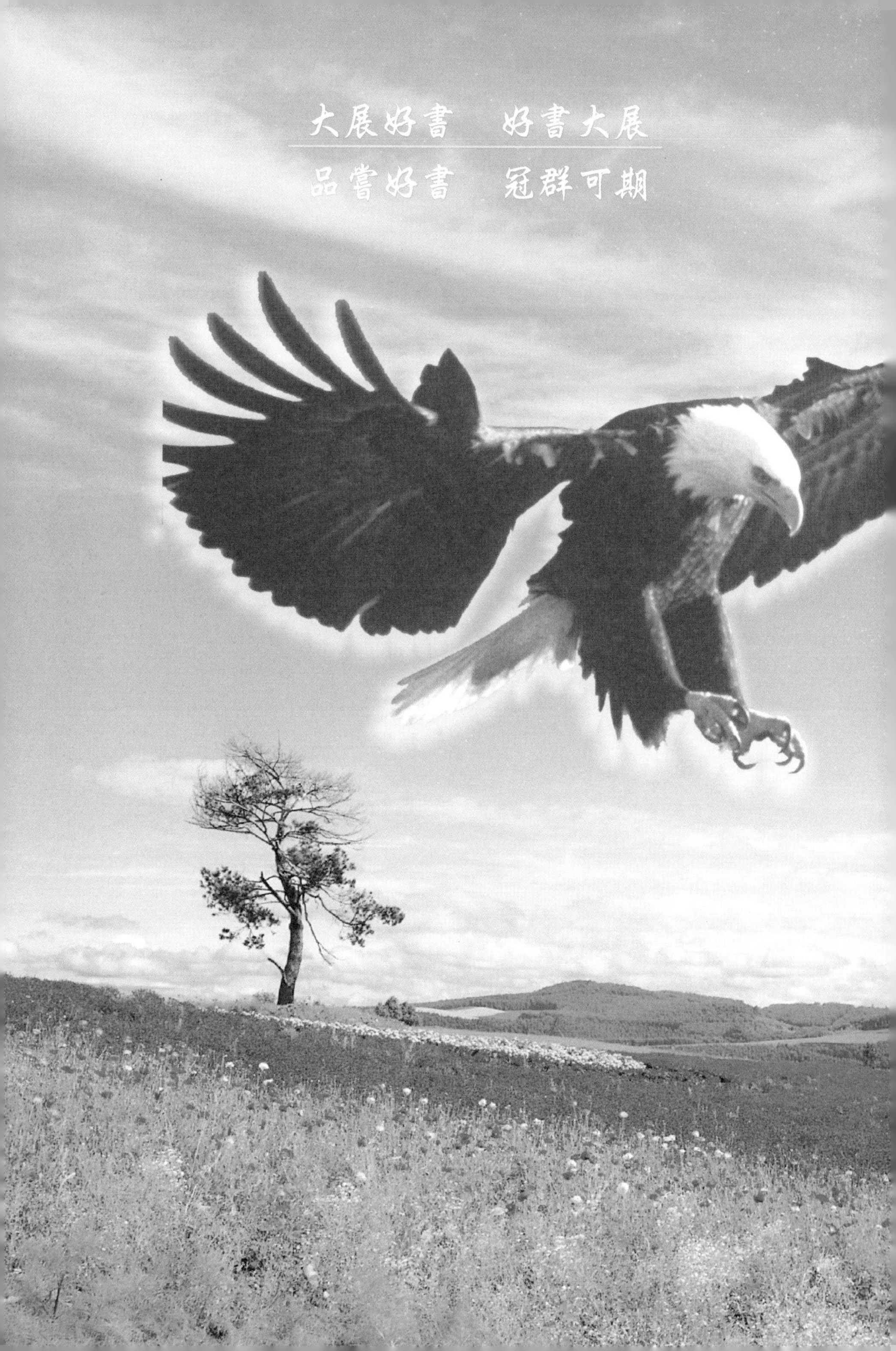
大展好書　好書大展
品嘗好書　冠群可期

家庭醫學保健

74

病從「血液」起

《血液健康法》

溝口秀昭／著

楊鴻儒／譯

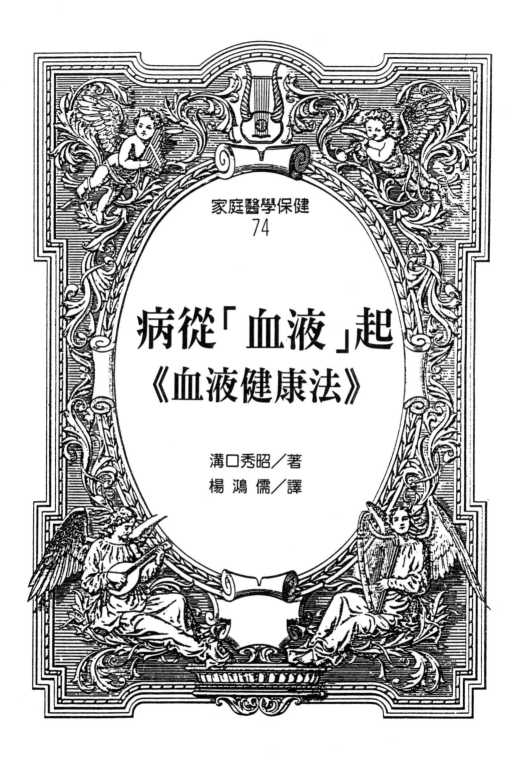

前言——健康之本在血液

我們人類是把空氣中的氧氣以及從食物等攝取的養分吸取到體內，送到身體各處來維持生命活動。如果因某種原因不能充分供應氧氣或養分，或即使能充分供應，卻不能送到腦或心臟等各臟器，此時生命就會立即陷入危機。亦即對人類來說，氧氣與養分是非有不可的生命活動的泉源。

把這種生命活動泉源的氧氣與養分送到身體各部位的，是血液。因此，血液可謂運送氧氣與養分的運輸車，而血管是讓這種運輸車能順暢移動的道路。

在我們的身體中遍佈的血管總長度約九萬公里，這是相當於繞地球二周、往返東京與大阪間一百一十次的距離。在如此長的道路網中，所謂血液的運輸車一刻也不休息的不停移動，一天循環約二千周。

如果順暢進行，當然就沒有任何問題。但事實上卻有各種不同的麻煩。例如即使運輸車想充分運送物資，但道路卻因土石流被阻斷，或運輸車爆胎動不了，或道路大塞車，此時運輸車就無法動彈，而不能將物資送達目的地。

如果運輸車所運送的物資不緊急，稍有延遲還不會有問題，但對身體來說，氧氣與養分是必須不斷需要的物資，因此不容許有絲毫延遲，尤其氧氣是緊急的重要物資，腦、心臟、肌肉如果少了氧氣，就無法繼續活動。

運送氧氣的運輸車不通的狀態稱為「缺血狀態」，變成「缺血狀態」時，身體的臟器會受到極大損害。能忍受這種「缺血狀態」的時間依臟器而異，腦四分鐘，心臟三到四小時，如果持續這種超過「缺血狀態」，臟器的細胞就會壞死。腦的「缺血狀態」分秒必爭，是非常重大的問題。

通常如果血液處在健康的狀態，因其巧妙的運作機制，血液不會變得黏稠或凝固。但如果血液的健康狀態混亂，血液就會凝固而形成血栓，這種血栓阻塞腦血管時，就會變成腦梗塞，而阻塞供給心臟的冠狀動脈時，就會誘發如心肌梗塞等的致死重病。

為免引起這種可怕的疾病，首先維持血液的健康最重要。此外，不健康的血液也會誘發各種疾病，例如，成為肩膀僵硬、心悸、喘息、頭痛、手腳無力等不良身體狀況的原因。因此，即使說「健康之本在血液」，也不言過其實。

本書內容解說健康的血液與不健康的血液、血液的疾病，並說明保持健康血液所需的飲食或運動法。此外，為使讀者有興趣閱讀，特別介紹骨髓移植等最新醫療或血型的秘密。

總之，血液不健康就無法維持全身的健康。翻開手邊的常用成語辭典時，會發現有許多和血液相關的用語，例如，「熱血沸騰」、「血汗的結晶」、「有血有肉」、「血脈相通」、「血濃於水」等，可見血液和我們日常生活息息相關，為能更健康的生活，在此再加上一句「病從血液起」，請牢記在各位腦海中的健康辭典吧！

溝口秀昭

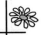

目錄

第二章　好的血、壞的血、危險的血

第三章　壞的血引起的惱人症狀

第四章　血液的疾病

第一章

血液的功用

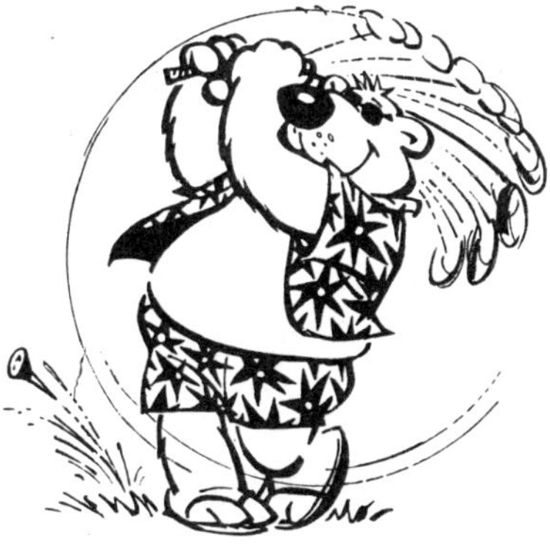

了解血液的真相是邁向清澈血液的第一步

如今電視的健康節目或健康雜誌等，製作血液專輯的機會較過去增加，其中又以「把血液變清澈」、「把血液變乾淨」最受關注。的確，血液變黏稠時，血管就會阻塞，而引起腦梗塞或心肌梗塞等性命攸關的重病。

血液是將氧氣與養分運送到身體各處的生命泉源。如果血液不健康，就不能維持全身的健康。不健康的血液當然會誘發各種疾病，也會成爲肩膀僵硬、心悸、喘息、頭痛、手腳無力等不良身體狀況的原因。因此說「健康之本在血液」也不爲過。

只不過血液和腸胃等其他臟器不同，是很難出現疼痛或不適等明確自覺症狀的部位。由於想在日常生活中了解血液的健康狀態，如血液是否清澈、是否變得黏稠，是個難題。因此，若不是對血液的健康管理毫不關心，就是太過神經質而相信「最好把血液變成鹼性」，或是「預防貧血最好每天攝取含鐵質的營養食品」等資訊，有時甚至於太過執著，反而有害健康。

為了避免發生這種情形，我們先了解血液本質是很重要的。血液在身體哪個部位產生？如何維持我們的生命？血液的成分為何？如何使血液變得清澈？血液扮演什麼重要的角色？健康的血液與不健康的血液有何差別？不健康的血液會引起何種疾病？闡明所謂生命泉源的血液罕為人知的真相，來具體說明保持血液健康的方法，預防腦梗塞或心肌梗塞等疾病的飲食或生活法。

血液一天循環體內約二千周

血液依男性或女性、胖子或瘦子而有個人差異，不過在全身流動的血液量基準是個人體重的十三分之一（約七・五％），血液的比重大約一，因此，體重六十公斤的人有四・六公升，五十公斤的人有三・八公升的血液在體內循環。如果換算成一升（日本瓶裝清酒）瓶子，大概是二到三瓶左右。

這四公升左右的血液是靠心臟的幫浦有規則送出，來維持我們的生命。心臟在安靜時是以一分鐘約七十次的跳動，每次的跳動送出七十到八十毫升的血液。激烈運動時，則送出將近十倍的血液，但如果以安靜時的數字單純計算，心臟一分鐘送出四・九到五・六公升，那麼一天就送出七二〇〇到八〇〇〇公升的血液。從這個數字來計算血液一天在體內循環幾周時，就是八〇〇〇公升÷四公升，相當於一天循環體內約二千周。

血液是從心臟先送到直徑三公分的大動脈，大動脈之後的動脈逐漸反覆分枝變細，如網路般向身體各處延伸。接近末梢的小動脈血管直徑為五十微米，在其前面最細的毛細血管直徑細到僅七微米。一微米是一千分之一毫米，因此，小動脈或毛細血管可說是連極細的鉛筆芯都無法相比的細小血管。流到如此細小毛細血管的血液，則經由靜脈回到心臟。

遍佈在我們體內的血管如果連接起來，總長度約九萬公里。這個九萬公里相當於環繞地球二周，是足以匹敵往返東京與大阪間一百一十次的距離。

在如此長的血管網路中，假使血液不流通或血管阻塞，就會引起各種疾病。如果腦血管阻塞，就會誘發腦梗塞，如果供給心臟的冠狀動脈阻塞，就會誘發心肌梗塞。

血液是由液體成分與細胞成分所構成

血管與血液原本是來於共同的祖先。雞蛋的蛋黃有時會有紅色血絲，那是一開始形成血管與血液的部位。人的受精卵開始分裂，一點一點形成人的模樣時，就是先製造血管與血液，之後在其他部位製造的心臟和血管相連時，心臟就開始微微跳動，使血液慢慢流出。這是受精後僅第二十一天發生的事。

那麼，如此產生的血液其成分爲何？如果將血液暫時放在試管，就會分爲上方黃色的清澄液體，以及下方黏稠的紅色凝塊。

這種上方清澄液體稱爲「血漿」，下方的液體稱爲「血球」，其比例：血漿是五十五到六十％，血球是四十到四十五％。

請先牢記血液是由液體成分的血漿與細胞成分的血球所構成。以下首先從血球的真相開始說明：

在血球中有紅血球、白血球、血小板等三種細胞。其中數目最多的是紅血球。血液一微升（一立方毫升）中，男性約含五〇〇萬個紅血球，女性約含四五〇萬個

血液

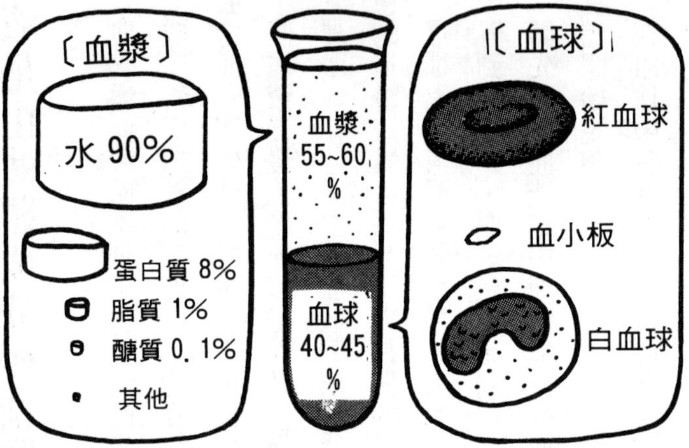

紅血球。

曾在醫院接受過血液檢查或健康檢查的人，大概都聽過所謂紅血球一詞。從這種紅血球的名稱會令人想起什麼樣細胞呢？大部分人應該會聯想到紅色球狀的細胞吧！

不過其實紅血球並非球狀，而是直徑七到八微米、厚二微米左右、中央部稍微凹陷的薄圓盤狀的形狀。這種圓盤狀的紅血球爲何呈現紅色呢？這和紅血球所含的所謂血紅蛋白的複合蛋白質有很大關係。

在紅血球中所含的血紅蛋白，是由含鐵的紅色色素血紅素與所謂球蛋白的蛋白質所構成，具有把肺獲得的氧氣運送到身體各處，把不需要的二氧化碳排出肺的重要功用。

因此，紅血球可謂含有這種紅色色素血

紅蛋白的運輸站。而且圓盤狀的紅血球富有彈性，能在細小的毛細血管中改變形狀通過。獲得氧氣的血紅蛋白，和加以搬運的紅血球完美的搭檔，使氧氣能送到我們身體各處。

如果因某種原因使血液中的血紅蛋白或紅血球的數目減少，全身就無法充分獲得氧氣，這種狀態稱爲「貧血」（詳情請參照第四章）。

紅色血液建立人類的文明

和氧氣結合呈現鮮紅色的所謂血紅素的物質，是攸關生命非常重要的物質，因而在此略微詳細說明。血紅素是二價的鐵原子一個，和原普林的物質結合的化合物，其實附上這種鐵幾個很重要。

構成植物綠的葉綠素，是由和這種原普林一樣的物質結合鎂而成。葉綠素結合鎂而非鐵，以致呈現綠色，具有固定二氧化碳變成澱粉的作用。人也是和植物一樣起源的生物，只不過因在某處一方吸取鎂而變成具有葉綠素的植物，另一方則吸取鐵而變成具有血紅素的人類。

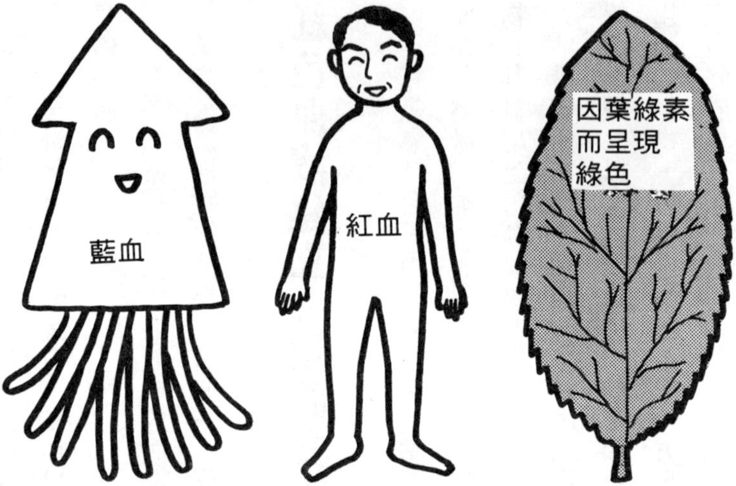

也有既非吸取鎂或鐵，而是吸取銅的生物。烏賊或章魚等軟體動物，螃蟹或蝦子等甲殼類的血液之所以呈現藍色，是因血液中所含的血藍蛋白的色素所致，血藍蛋白則是以銅來取代鐵。這種血藍蛋白的銅與氧氣結合，因而呈現鮮藍色。

假使人類和螃蟹或蝦子一樣都擁有藍色的血液，不知將會變成什麼情況，或許就不可能建立現在的文明了。因爲藍色血液的氧氣搬運能力只有含血紅素的紅色血液的十分之一。

所謂的氧氣，乃生命活動的泉源，腦、心臟、肌肉如果少了氧氣，就無法繼續活動。正因含鐵的血紅素的物質，我們才能從空氣中有效的把氧氣吸入體內，充分活用腦，

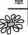

活動手腳來製造有用的物質。

集合含有這種血紅素的蛋白質球蛋白四個所形成的，是血液中的血紅蛋白。除血紅蛋白之外，體內各處也存在含血紅素的物質。位於肌肉中的肌紅蛋白就是其中之一，具有暫時儲存從血紅蛋白所吸取氧氣的機能。

此外，各臟器的組織也存在各種血紅素蛋白，這些也具有將獲自血紅蛋白的氧氣交給細胞的功用。亦即，含鐵的紅色色素血紅素肩負搬運氧氣，儲存氧氣，在細胞內收送氧氣，可謂掌控著生命泉源的氧氣的重要任務。

在此附帶說明，血紅素不僅和氧氣結合，也和二氧化碳結合，如果和二氧化碳結合，就會呈現暗紅色。這也是爲什麼含有足夠氧氣的動脈血是呈現鮮紅色，而含有二氧化碳的靜脈血呈現暗紅色的原因。

在解剖圖等均把動脈塗成紅色，把靜脈塗成藍色，這是爲了方便區別動脈與靜脈而如此分色而已。在我們手背上浮出的靜脈，之所以看似呈現藍色，是因受到皮膚的黑色素影響，其實血管並非藍色，而流動的血液也非藍色。

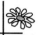

止血的血小板

在血液細胞成分的血球中，僅次於紅血球數目最多的是血小板。血液一微升中含有約二十萬到三十五萬個，大小爲直徑二到三微米，厚〇·九微米左右，比紅血球小，呈現薄圓盤狀。

血小板的功能是止血。其止血過程約莫如下。

當血管受傷出血時，血管壁想立即收縮的同時，血小板開始粘著血管的傷口。這種粘著的血小板，會放出招集其他血小板的ＡＤＰ物質，使眾多血小板聚集在傷口。一開始僅血小板粘著血管壁，但隨著眾多血小板的聚集，使得血小板之間互相凝集，暫時抑制出血。

當然僅如此尚不完全，因此，接著血小板向溶在血液中流動的蛋白質血纖維蛋白原發生作用，使其製造血纖維蛋白的絲狀纖維素。這種血纖維蛋白會網羅血小板或紅血球，牢牢覆蓋傷口，如此才完成止血。

因此，血液中的血小板數目減少時，就容易出血。例如，血液一微升中的血小

止血的血小板

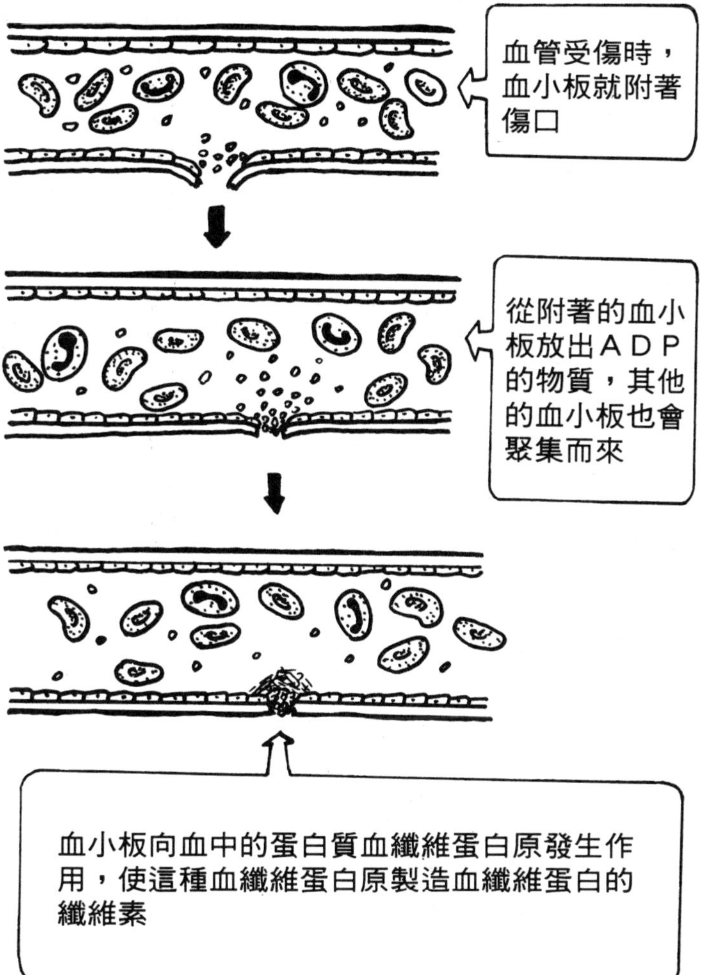
血管受傷時，血小板就附著傷口
從附著的血小板放出ＡＤＰ的物質，其他的血小板也會聚集而來
血小板向血中的蛋白質血纖維蛋白原發生作用，使這種血纖維蛋白原製造血纖維蛋白的纖維素

板數目減少到五萬個以下時，就會經常引起流鼻血或牙齦出血、皮下出血，如果減少到三萬個以下，就會提高腦出血、腸管出血等危險性（詳情請參照第四章）。

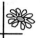

白血球是抵抗外敵的免疫防禦隊

在血球中數目最少的是白血球。氧氣搬運者的紅血球，血液一微升中約有五百萬個，而白血球只有五千個到九千個。不過，其大小為直徑二十到二十五微米，是紅血球的三倍，其形狀或作用極富變化。

這是因為白血球不像紅血球只有一種，而是五種細胞的總稱。構成白血球的細胞按多寡依序是嗜中性球、淋巴球、單核球（巨噬細胞）、嗜酸球、嗜鹼球。這些細胞合力抵抗侵入體內的細菌等病原體，阻止其攻擊。例如，其免疫防禦系統會發生如下的機能。

首先，一開始感到外敵侵入部位的是嗜中性球。這種細胞隨血流巡邏全身，一發現可疑的敵人，當場就展開攻擊而吃掉。只不過自骨髓誕生的壽命很短，僅數日而已，吃掉二十五個左右的細菌就不能再吃而破裂死亡。果敢作戰的嗜中性球死亡

和外敵作戰的白血球

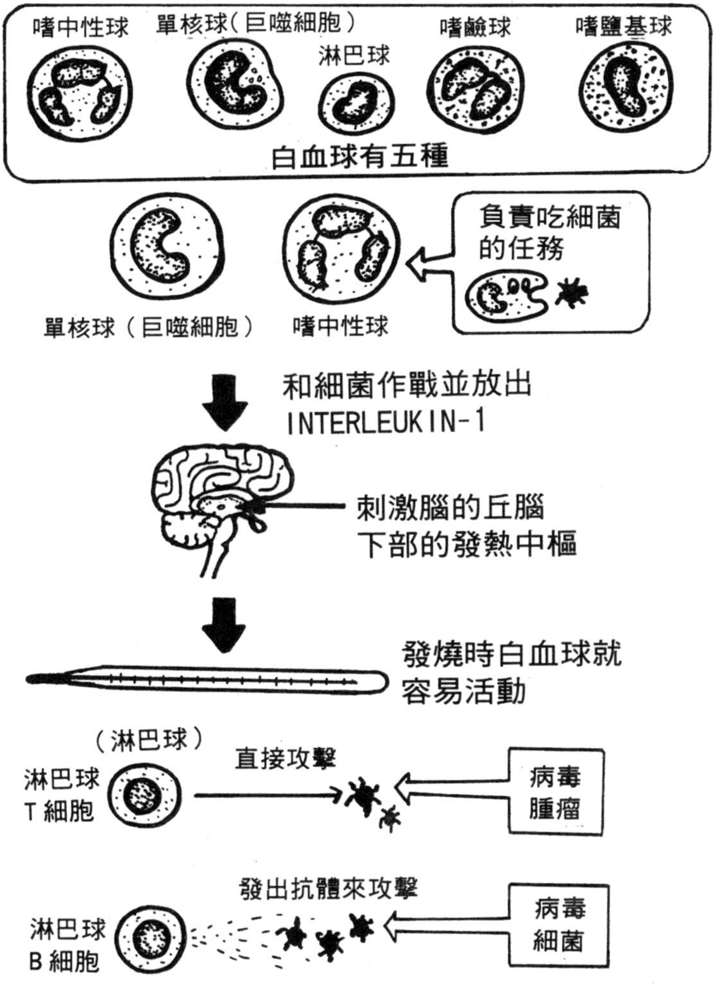
嗜中性球
單核球(巨噬細胞)
淋巴球
嗜酸球
嗜鹽基球
白血球有五種
單核球（巨噬細胞）
嗜中性球
負責吃細菌的任務
和細菌作戰並放出INTERLEUKIN-1
刺激腦的丘腦下部的發熱中樞
發燒時白血球就容易活動
（淋巴球）
淋巴球
T細胞
直接攻擊
病毒
腫瘤
淋巴球
B細胞
發出抗體來攻擊
病毒
細菌

後，就變成膿或鼻涕排泄體外。在傷口的膿中含有許多這種破裂的嗜中性球或細菌的死骸。

和嗜中性球一樣，隨血流巡邏全身的是巨噬細胞的單球。顧名思義，這種巨噬細胞比嗜中性球更會吃，能吃下一百個以上的細菌。此外，巨噬細胞和外敵作戰時會放出「inter leukin－1」的物質。這種物質刺激位於腦的丘腦下部的產熱中樞，使體溫上升以利白血球活動。罹患感冒時的發燒就是巨噬細胞或淋巴球等白血球和病原菌作戰的證據。

此外，做爲免疫中心十分活躍的角色是淋巴球。淋巴球有T細胞、B細胞等種類。T細胞與B細胞先確認外敵爲何之後，再確實予以剷除。

此時，以一種如執照般的東西稱爲「特異抗原」來確認外敵身分。T細胞由這種位於細菌、病毒或腫瘤細胞表面的「特異抗原」進行確認後直接加以攻擊，B細胞則製造出相稱的飛彈「抗體」，進行選擇性攻擊。嗜中性球或巨噬細胞選擇性吃掉抗體所結合的細菌或病毒，由此白血球達成各自的任務，保護我們的身體不受細菌或病毒等外敵的攻擊。

骨骼是血球誕生的故鄉

如上所述，血液中的三種細胞成分（血球）——紅血球、血小板、白血球等正常發揮機能，我們人類才能活下來。反之，如果這些血球中的任何一種機能衰退，或數目異常減少或增加，全身的健康狀態就會惡化，而產生各種疾病。

譬如貧血或白血病、紫斑病等血液疾病，就是三種血球中的任何一種發生異常所引起的。這種血液疾病的預防與對策，將在第四章詳述，在此先從這三種血球在體內何處產生，亦即血球的誕生講起。

血液中的三大成份紅血球、血小板、白血球，無論形狀或大小、功能均各不相同。但是，生命真不可思議，容貌、性質完全不同的這三種血球，卻位於同一場所，而且是相同的父母所生。

這種血球誕生的故鄉，就是位於骨骼中心部的所謂骨髓的組織。如樑柱般支撐著我們身體的堅硬骨骼中心部，其實是稱爲骨髓腔的空洞，骨髓腔充滿紅色果凍狀的骨髓液。

血球分化的架構

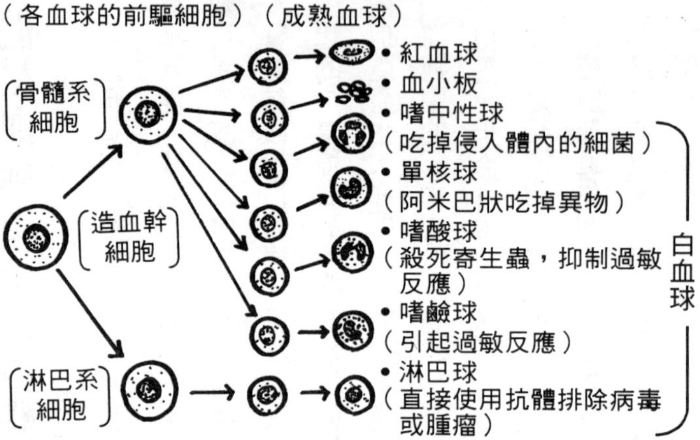

在骨髓的所謂造血幹細胞反覆盛行細胞的分裂增殖，此時，因各種造血因子的荷爾蒙的作用，有些變成紅血球，有些變成白血球，也有些變成血小板等不同的形態，這種情形稱爲血球分化。分化成熟的血球進入位於骨骼內部所謂類洞的毛細血管，經由全身血管被運送到身體各處。

成爲血球根源的造血幹細胞，在胎兒時期也存在肝臟或脾臟，但隨著成長而移動到骨髓，尤其集中在胸骨、肋骨、脊椎骨、大腿骨上部的骨髓。

一天所製造的血球數，每公斤體重約有二十五億個紅血球，十億個白血球，二十五億個血小板。如果是體重六十公斤的人，就是二十五億個與十億個的六十倍，骨髓一天製造一千五百億個紅血球與血小板，六百億個白血球。

骨髓這個單字，大家應該從新聞聽過「骨髓移植」、「骨髓銀行」等用語。不過僅聽到「骨髓移植」，多數人可能會以爲是取出骨骼來移植。有關骨髓移植，將在第四章詳述，再此簡單地解釋骨髓移植，就是從健康的提供者（捐贈者）抽出果凍狀的骨髓液，以點滴方式注入白血病的患者身上。

中華料理中有一道叫做「烤雞腿」的菜。切開這種烤雞腿的骨頭來看時，骨頭中心紅色的部份就是骨髓。在希臘時代，骨髓被認爲是骨骼的營養素或骨骼損壞的殘渣。

在此順便簡單說明骨骼是何種構造的組織。骨骼的表面是由如紙般薄的黃白色骨膜包裹。骨膜內側有堅硬的骨質，此處是鈣質的儲藏庫。骨質是由堅硬的緻密質與網目狀的海綿質構成，在緻密質中有許多縱向與橫向的孔，在這種縱橫的管中有細小血管通過。

骨中有製造骨骼的骨芽細胞，與溶解老舊骨骼來吸收的破骨細胞共存。因骨中流通血管所帶來的血液養分，骨芽細胞具有把血液中的鈣質沉澱到骨骼的作用，破骨細胞具有溶解骨骼中鈣質並釋放到血液中的作用。

這種製造與破壞骨骼的相反作用，持續均衡發揮機能，骨骼才能保持整體的形態，經常汰舊換新。本來骨骼是以所謂膠原纖維的蛋白質爲基礎，鈣質在此沉澱所形成。爲此具有硬度的同時，也具備某種程度的柔軟性或彈性，能耐住來自體外的衝擊或急劇肌肉收縮引起的力量。

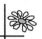

雖然有時會因過度運動而引起疲勞骨折，但這是對骨骼逐漸加上衝擊，而修復骨骼的更新能力來不及因應的情形下才會引起。

脾臟是老化紅血球的壽終之地

除骨骼之外，我們體內還有一處對血球很重要的部位，就是脾臟，如果說骨骼是血球誕生的故鄉，那脾臟可說是紅血球結束生命的壽終之地。脾臟位於肚臍的左上方，比胃更靠近背部，是細長稍微扁平、拳頭大小的臟器，儲藏血小板以備不時之需，扮演感知血液中病原體的檢疫所般的角色。

儘管如此，脾臟最大的作用是分解並處理老舊的紅血球。骨骼存在骨芽細胞與破骨細胞，以保持骨骼製造與破壞間的平衡，所以，在紅血球的誕生與死滅間也保

脾臟的功能

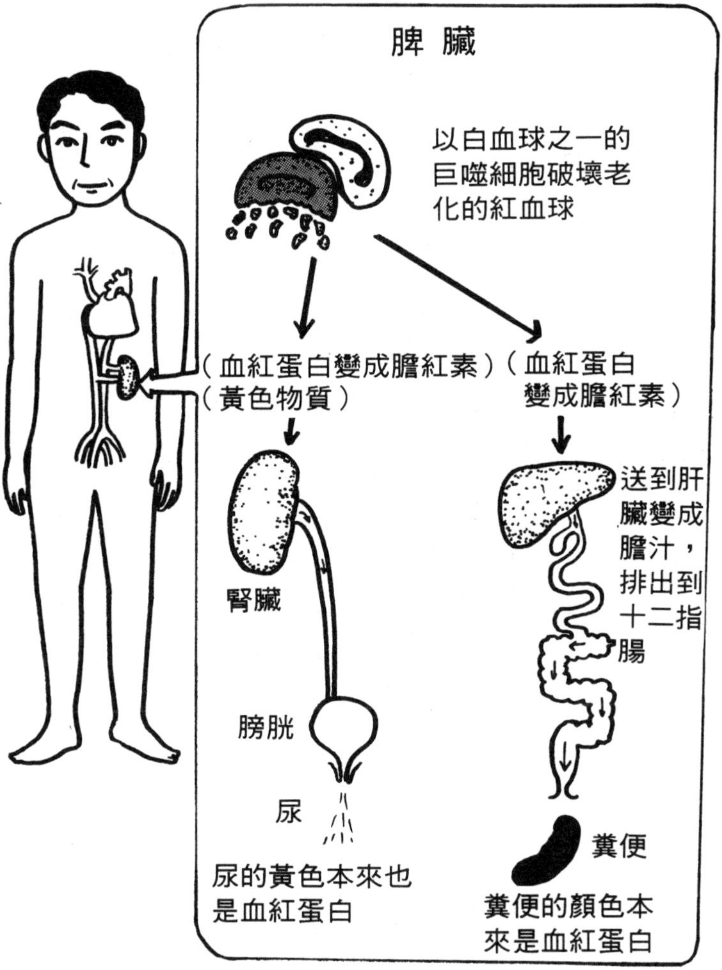
脾 臟
以白血球之一的
巨噬細胞破壞老
化的紅血球
（血紅蛋白變成膽紅素）
（黃色物質）
（血紅蛋白
變成膽紅素）
腎臟
膀胱
尿
尿的黃色本來也
是血紅蛋白
送到肝
臟變成
膽汁，
排出到
十二指
腸
糞便
糞便的顏色本
來是血紅蛋白

持某種均衡。事實上如果不這樣，就麻煩大了。

紅血球的壽命是一二〇天左右，老化後就失去柔軟性，很難通過細小血管中。假使數百億個老化的紅血球一直在體內循環，身體各處可能因血管阻塞而大事不妙。爲不引起這種情形，脾臟就嚴格檢查，篩選仍具有柔軟性的年輕紅血球與老化的紅血球，而其篩選的架構是，和血液一起進入脾臟的紅血球流出血管，在巨噬細胞之間緩慢移動，此期間老化的紅血球或異常的紅血球被巨噬細胞認出而吃掉。亦即，只有逃過巨噬細胞攻擊的年輕正常的紅血球，才能回到血管，離開脾臟，再次回到心臟。

被破壞的紅血球就以垃圾處理，但此時在血紅蛋白所含的鐵質被回收再利用。血紅蛋白本身會變成膽紅素的黃色物質，送到肝臟變成膽汁，排出到十二指腸。這種膽汁有幫助脂肪消化吸收的作用，但其實糞便顏色大部分是膽汁的顏色所致。糞便的顏色本來應該是使血液呈現紅色的血紅蛋白的色素所致。

尿的顏色之所以呈現黃色，是因紅血球被破壞時形成的黃色色素膽紅素，或膽紅素變化的尿膽素體，或體內使用的蛋白質被分解形成的黃色色素所致。

排出這種色素的量固定，因此多喝水而增加尿量時，色素就變淡，使尿沒有顏色。反之，大量流汗而使尿量減少時，就會變成濃黃色。感冒發燒時，因蛋白質的分解而增加色素，加上出汗比平時多，以致尿容易變成濃黃色。

血漿是能幹的搬運行

以上說明有關血液細胞成分的血球，以下來談談血液的另一種重要構成要素血漿。首先將血液放入試管，暫時放置後，就會分成沉澱在下方的紅色凝固「血球」，以及上方清澄的黃色液體「血漿」。

血漿是占全體血液五十五到六十％的液體。血漿本身約九十％是水分，八％是蛋白質，一％是脂質，〇・一％是醣質，並含有礦物質或荷爾蒙、酵素等。

在此所謂的蛋白質，是成爲養分的清蛋白，和免疫有關的球蛋白，止血上重要的凝固因子血纖維蛋白原等，脂質則是眾所周知的膽固醇、中性脂肪、燐脂質、游離脂肪酸等四種。醣質是葡萄糖而稱爲血糖。礦物質包括機能性飲料中所含的鈉、鉀、鎂、鈣等。

這種血漿最重要任務是把紅血球、白血球、血小板等血球浮起來，在體內的血管中循環，運送到全身。如果因某種原因而使血漿成分減少，變成黏稠的血液，那麼紅血球、白血球、血小板等血球就無法動彈。如此一來，就不能完全發揮各個血球的能力。打個比方來說，血球就如同漂浮在血漿般河流的船舶，就算是最新型的油輪或驅逐艦，假使沒有河水，就如上陸的水鬼般無任何用處。而且血漿所運送的不祇是血球而已，也運送養分或荷爾蒙、礦物質，補給細胞所需的物質，搬運走不需要的老舊廢物。

我們所吃的食物，在胃或十二指腸等消化管消化，米等分解爲碳水化合物，葡萄糖、肉等蛋白質分解爲氨基酸，脂肪分解爲脂肪酸與甘油等營養素。從食物消化分解而來的營養素，溶在血液中的血漿，經由門靜脈（進入肝臟的門・入口的靜脈）運送到肝臟。把營養素儲存在肝臟，並以這種營養素爲材料，合成酵素等各種物質。

這些有益的物質或營養素再次隨血漿從肝臟分配到各個器官或組織。不過只有脂肪不通過門靜脈，從腸經由淋巴管，再從鎖骨下靜脈進入循環的血液中。所謂的淋巴管，是和血管一樣遍佈全身的管子，負責運送從血管滲出的液體成分或淋巴球的任務。白血球之一的淋巴球則來回血管與淋巴管循環全身。

如此運送到全身的營養素，在各個場所被用做能量來源，或變成製造骨骼或肌肉的材料。而且運送完營養素的血漿，又帶回在細胞或組織等產生的老舊廢物尿素氮，運至處理場腎臟。

此外，調節體溫也是血漿的任務。在身體中心部發生的熱，經由在血管流動的血漿運送到身體表面，在此散熱來調節體溫。

相較於具有供應氧氣、和病原菌作戰、止血等卓越功能的血球，成分約九十%爲水分的血漿，功能似乎不起眼，不過不可忘記有如此能幹搬運行的血漿，血球才能發揮作用。對血液的健康來說，血漿和血球一樣重要。

各位可能聽過或看過類似血漿的用語，即「血清」。就是被蝮蛇或眼鏡蛇等毒蛇咬時必須注射的那種血清。從血液排除紅血球、白血球、血小板等血球成分，剩下的就是血漿，再從這種血漿排除血纖維蛋白，就是血清。

在醫院診斷疾病時所做的抽血檢查，大部分是利用血清來進行。從血清中所含的物質或酵素的增減、變動，來篩選可疑的疾病。

成分輸血與全血輸血

各位大概已經了解血液大致可分爲液體成分的血漿，細胞成分的血球（紅血球、血小板、白血球）二種成分。

但不知各位是否了解，在醫院進行的所謂成分輸血？這是僅輸給血液必要成分的輸血方法，自一九七五年左右開始普及，現在已成爲輸血的主流。相對於這種成分輸血，以血液原來狀態來輸血的方法稱爲全血輸血，過去一提到輸血，就是指全血輸血。

現在因交通事故等重傷或在大手術中大量失血時，仍進行全血輸血，不過近來在這種情形下，一般是進行組合合成的代用血漿與成分輸血的輸血。

這是因爲在疾病或受傷的治療進行輸血時，需要的多半不是大量的血液，而是血液中的某種成分。例如，對需要紅血球的患者進行全血輸血時，全體的血液量會增加，而爲心臟帶來負擔。

此外，不需要的白血球或血小板也可能會引起副作用。爲有效且安全的輸血，這種成分輸血可謂卓越的輸血法。

在此附帶一提，現在也實施所謂的成分捐血。這和成分輸血是一樣的想法，在抽血階段僅取必要的成分，將其他成分原狀退還到捐血者的體內的捐血法。現今所進行的血漿與血小板的成分捐血，是把紅血球等退還到捐血者體內，因此也具有減輕捐血者身體負擔的優點。

這種成分捐血因使用特殊的裝置，需要約一小時的時間，由於必須事前檢查，因此，在日本紅十字會的血液中心是實施登錄制。

第二章

好的血、壞的血、危險的血

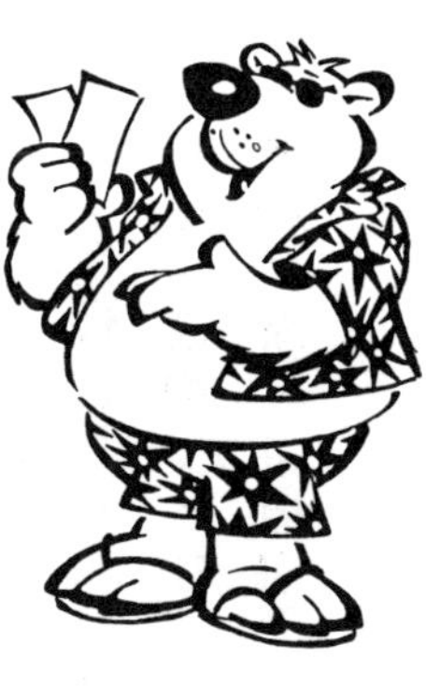

何謂健康的血液

在第一章已敘述過構成血液的成分大致分爲二種，即細胞成分的血球與液體成分的血漿，各自分擔重要的任務。血球有搬運氧氣的紅血球，擊倒外敵的白血球，止血傷口的血小板等，血漿則把這些血球以及氨基酸或葡萄糖等營養素搬運到全身各處。

所謂健康的血液，就是這種血球與血漿的量沒有偏頗，平衡保持在正常值範圍，達成各自的任務。亦即，血液中所含的各種成分沒有異常變多或變少，紅血球達成紅血球的任務，白血球達成白血球的任務，血漿達成血漿的任務，這種血液就是健康的血液。

但是，因某種原因使血球成分的量極端增減，以致血球或血漿的機能發生異常時，血液就會變成不健康的狀態，而引起各種疾病。有關各種血液的疾病，將在第四章詳述，在此先說明日常容易引起的血液不健康的情形。

乍看同樣是呈現紅色的血液，卻有健康的血液與不健康的血液。最容易讓人想起的不健康血液的代表就是黏稠血液。各位一聽到黏稠血液，會想像是什麼樣的血液？或許會想到那種含有許多脂肪或膽固醇，在血管中混濁地緩慢流動的黏稠血液，這就答對了。

這種因過剩脂肪所引起的黏稠血液，可能會使動脈硬化進展，引起所謂心肌梗塞或腦梗塞等攸關性命的疾病。在健康雜誌或電視的健康資訊節目等，經常成爲討論話題的黏稠血液，多半是指膽固醇或中性脂肪偏高的高脂血症。

但是，爲了維持血液的健康，請各位務必了解另一種黏稠血液——原因並非血液中過剩的脂肪，而是其他原因引起的黏稠血液。以下介紹最典型的案例，即中年上班族常見的壓力紅血球增加症（壓力多血症）的疾病。

因壓力使血液變黏稠

在血液門診受診的S先生（四十五歲）是機械專門公司的營業課長，在第一線賣力工作的上班族。因在公司的健康檢查被告知紅血球數偏多，而來醫院接受精密檢查。

S先生外表特徵是紅光滿面、微胖，一天抽四十支菸的癮君子，因工作上的應酬而經常飲酒，有痛風的宿疾，不過在假日也會打打棒球或高爾夫等戶外運動，可謂外向型的人。

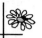

S先生雖被告知紅血球數偏多，但其本人卻沒有特別的自覺症狀，依然活力充沛，因此毫不在意的告訴周遭的人「我只是血氣方剛罷了！」

在一個偶然的機會，將此事告知定期處方痛風藥的家庭醫師，未料得到這樣的回答「或許是血液變黏稠的多血症疾病，最好趕快去找專科醫師看看」，這才慌張的趕去醫院。

檢查的結果，S先生被診斷爲壓力紅血球增加症（壓力多血症）。顧名思義，血液中紅血球增加的紅血球增加症，是慢性骨髓性白血病的親戚真性紅血球增加症（參照第四章一三四頁）的疾病。這種疾病不僅紅血球增加，連白血球、血小板也都會增加，因此，如果不定期接受放血的排血治療，血液就會變黏稠，很可能引起腦血栓或心肌梗塞等血管阻塞的疾病。

另一方面，壓力紅血球增加症的特徵是白血球與血小板數正常，僅紅血球數增加到正常值的一二五到一三〇％。

無論如何，紅血球增加對血液的健康並不好。但爲何紅血球增加不好呢？紅血球增加的確能搬運更多的氧氣，但如果紅血球繼續增加而達到高峰，就會使血液的黏度提高，流動變差，反而會降低氧氣供應量。結果提高引起腦梗塞或心肌梗塞的危險性。

壓力紅血球增加症的情形很少需要放血，只要住院紓解壓力，紅血球的值就會下降。這是因爲不同於慢性骨髓性白血病親戚的真性紅血球增加症，製造紅血球的骨髓並未引起異常所致。

抽取壓力紅血球增加症患者的血液檢查時，其中的紅血球確實變多，不過如果用特殊方法計算全身的紅血球數時，卻又和普通人沒有兩樣。雖然部分的紅血球濃度增加，但全體紅血球的總數卻未增加，這到底是怎麼回事？

其實已了解罹患壓力紅血球增加症時，循環血管內的血漿量會變少，亦即所謂壓力紅血球增加症，就是隨著血漿的水分量減少，紅血球數相對增加，以致部份紅血球的濃度增高。

爲何血漿中的水份量會減少，原因尚未解明，但可想到一個原因，就是抽菸與壓力的關係。壓力紅血球增加症的患者如果一天抽四十支菸，多半有煙癮，住院紓解壓力或戒煙，紅血球的值就會獲得改善，可是如果出院後回到原來的生活，依然承受壓力，就會像以前一樣開始抽菸，而又再回復紅血球增加症。

人承受壓力時，因緊張而不知不覺流汗，而抽菸時吐煙會喪失身體的熱或水分。如此在日常生活中體內喪失水分，而使血漿中的水分量減少。

總而言之，容易罹患壓力紅血球增加症的人，是四十歲層到五十歲層前半左右的中年男性，而且大半是壓力多的中間主管職層級，紅光滿面、微胖、頗爲外向，吸菸者的類型。避免壓力或戒菸並非易事，但自認屬於這類型的人，在改善生活模式的同時，平時也要多喝水，如果腎臟機能沒問題，一天喝一五〇〇到二〇〇〇cc左右爲基準。

這位S先生自信滿滿的回答「我經常把啤酒或燒酒對水來喝，因此攝取的水分應該夠了」。不過這是錯誤的想法，因爲飲酒時才更要補充足夠的水分。

有一句俗語「不會喝酒的人不知酒醉後白開水的美味」，飲酒後一覺醒來的一杯水非常美味，只要是喝酒的人大概都有過這種經驗。這是因爲飲酒會引起脫水所致。因此爲不使血液變黏稠，重要的是就寢前的一杯水，而非酒醒後再喝水。

那麼，飲酒會導致什麼情況呢？由於酒精的作用，尿量會增加許多。尿量是由

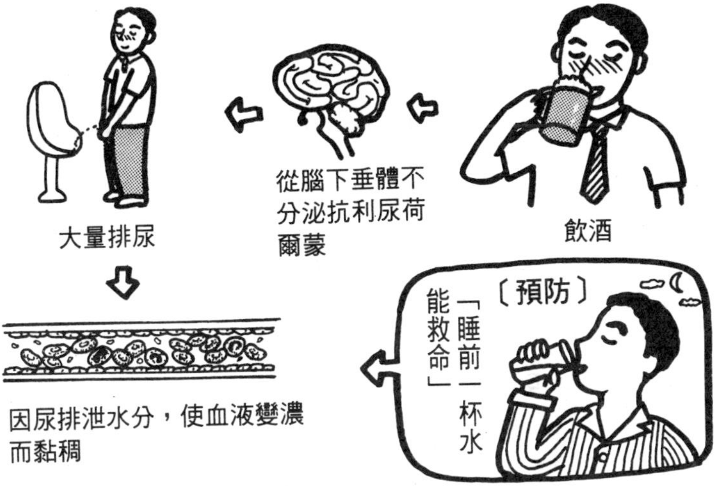
飲酒
從腦下垂體不分泌抗利尿荷爾蒙
大量排尿
因尿排泄水分，使血液變濃而黏稠
〔預防〕
「睡前一杯水能救命」

腦的腦下垂體所分泌的抗利尿荷爾蒙（ADH）控制，但酒精會使這種抗利尿荷爾蒙不分泌。抗利尿荷爾蒙是限制排出超過必要尿量的荷爾蒙，因此，如果使這種荷爾蒙不分泌，尿就會大量排出。

酒大半是水分，因此超過所喝量的水分就會成爲尿排出，而使血液變濃。

因腦腫瘤等而完全不分泌抗利尿荷爾蒙的尿崩症的疾病，患者一天的尿量多達一萬cc。因此，在搭電車時必須每站下車去廁所，並且隨身攜帶水壺，不斷補充水分。而平時造成與此相同狀況的就是酒精。

俗話說的好「睡前一杯水能救命」，因此爲不使血液變黏稠，在喝酒後睡前務必喝一杯水。

男性荷爾蒙使紅血球增加

外向型、紅光滿面、微胖的中年男性最常見的是壓力紅血球增加症，但所謂的「血氣方剛的人」，又是什麼狀況？就是一發生事情就立即暴跳如雷，容易興奮，常與人爭吵的類型。

這種人雖然看似紅血球偏多，但其實性格與紅血球的多寡並無太大關係。這種說法可能是那些想像血液中含有人類氣質的先人，認爲血液濃的人屬於激情型的行動派，所產生的用語。

儘管如此，爲何壓力紅血球增加症以男性居多呢？原來在血液一微升（一立方毫米）中的紅血球數，男性約有五〇〇萬個，女性約有四五〇萬個，男性比女性多約一成。其中所含的血紅蛋白當然也是男性較多，一分升（一公升的十分之一）中男性有十六公克，女性有十四公克。爲何有這種男女的差異呢？這和男性特有的男性荷爾蒙有密切關係。

以健康的血液來說，血液中的紅血球數是以如下的架構保持一定。紅血球的壽命是一二〇天左右，老化而失去柔軟性後，就在脾臟被破壞處理。紅血球數如此減少時，供應各臟器的氧氣量當然也減少。腎臟處在這種低氧狀態下，就會打開某種開關，開始旺盛製造促紅細胞生成素的造血因子。

這種促紅細胞生成素是一種掌握製造紅血球關鍵的荷爾蒙，對骨髓的造血幹細胞發生作用，發出大量製造紅血球的指示。結果紅血球陸續增加，達到一定量時，氧氣也能充分送到腎臟，腎臟便停止製造促紅細胞生成素，就不再製造紅血球。以這種巧妙的架構把紅血球數調整到一定量。

其實男性荷爾蒙有促進腎臟生產促紅細胞生成素的作用。由於這種促進生產促紅細胞生成素的男性荷爾蒙的影響，使男性比女性擁有更多的紅血球數，因爲在男性荷爾蒙減少的七十歲前後，男女的紅血球數會逐漸縮小差距。

有一種以化學合成男性荷爾蒙製造而成的蛋白同化荷爾蒙的藥劑，就是在某屆奧運的田徑短跑項目，因用藥引發問題的強森選手所服用的那種藥劑。他或許是想服用蛋白同化荷爾蒙來達到增強肌肉的目的，但那種藥劑和男性荷爾蒙沒什麼兩樣，都會使紅血球增加。

服用蛋白同化荷爾蒙，紅血球必定增加，因而提高搬運氧氣的能力，運動能力也會隨之提升。不過，這種蛋白同化荷爾蒙有一種副作用，就是會讓女性變得具有男人味的男性化作用以及造成肝臟障礙，因此非常危險。

現今爲了改善氧氣的搬運能力，廣泛被使用的方法是高地訓練。不過這種高地訓練卻可能成爲雙刃之劍，一旦紅血球增加過多時，血液就會變黏稠，而有阻塞血管的危險性，所以也非了解不可。

高地訓練的危險性

服用興奮劑或高地訓練，似乎和一般人沒什麼相干，但爲了使讀者了解血液黏稠度基準的血流比容計值（Ｈｔ），在此稍加說明高地訓練的問題。

高地訓練受到矚目的是一九六八年墨西哥奧運決定在標高二二六八公尺的墨西哥市舉行。爲參加首次在高地舉行的奧運會，各國選手幾個月前就在墨西哥市進行訓練。結果發現在空氣稀薄的高地不停訓練，會使血液中的紅血球增加，提高氧氣的搬運能力。

在墨西哥奧運之前，已有知名選手推測高地訓練的效果。例如連續在一九六〇年的羅馬奧運，一九六四年的東京奧運獲得馬拉松項目金牌的選手阿貝貝・畢奇拉就是高地居民，事實上他就是在標高二四〇〇公尺的高地進行訓練。

過去知名的馬拉松選手查特別克可能也是其中之一。他本身並非高地居民，也未在高地進行訓練，但某書中提到他獨特的練習方法，不禁讓人想到他可能也是獲得和高地訓練一樣的增加紅血球效果。他的獨特練習方法就是儘可能停止呼吸來跑，直到憋不住才呼吸，反覆數次這種練習。刻意停止呼吸來跑時，就能造成體內極為低氧的狀態，結果可能提高腎臟產生促紅細胞生成素，而增加紅血球。

衣索匹亞的馬拉松選手洛巴在亞特蘭大奧運輕輕鬆鬆拿到金牌，還有在國際級中長距離賽跑包辦前幾名的得獎者，似乎不是高地居民，就是進行高地訓練的選手，看來如今體育界已成為高地訓練的全盛期。

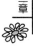

事實上，在高地開始訓練二週後，紅血球數就上升，不過這種紅血球增加過多時，對身體並不好。紅血球的增加在某程度內時，依所增加的量會使血管擴張，故能維持血流，但如果紅血球持續增加，會在某處達到高峰，再超過時血流反而減緩，使氧氣的搬運能力下降。

亦即，在高地訓練致使紅血球增加過多時，血液的黏性就提高，阻礙血管內的血流，血管阻塞的危險性也增大，這和紅血球增加症完全一樣。

爲避免這種危險，使用血液的血球比容計值做爲高地訓練期間或強度的基準。血球比容計（hematocrit）一詞是由來於拉丁語，hemat 是血液，crit 是分離的意思。將抽出的血液注入玻璃管，放在遠心分離器時，就分成血球與血漿。以百分率來表示沉底的血球層厚度就是血球比容計。血球雖也含有白血球與血小板，但容積只有紅血球的一％而已。由此，血球比容計值大致可視爲紅血球容積。

血球比容計值檢查簡便，不管何時測定，變動都不大，因此，被用來做爲表示貧血狀態的指標，由於也被利用爲高地訓練的血液黏稠度基準，故也可做爲在平地生活一般人的血液黏稠度基準。

血球比容計的正常值，男性是三九・九到四八％，女性是三四・九到四四％，血球比容計值達到六十％左右時，血液的粘度顯著增加而變得黏稠。

此外，在高地訓練中因高地的氣候乾燥或過度呼吸，使肺失去大量的水分，血漿的水分量也減少，血液被濃縮。考慮到這些問題，建議在高地訓練中要保持血球比容計的正常值上限四五到四八％。

從以往的研究顯示，實施高地訓練時，在一八〇〇～二五〇〇公尺的高處，一年實施三～四次，一次三～四週效果確實不錯，但也必須時時牢記高地訓練會使血液變黏稠而發生危險。事實上，就有不少運動員因高地訓練而喪失生命。

解明促紅細胞生成素的功過

這種高地訓練是合法的手段，但如果藉蛋白同化荷爾蒙等藥劑來強化競技力，就被視爲非法行爲（doping），不論從道德上或副作用方面均受到國際奧林匹克委員會（IOC）的禁止。

高地訓練是在低氧狀態下從事運動，來促進腎臟生產促紅細胞生成素，結果以增加紅血球來提高氧氣搬運能力。因此，就有運動員或教練認爲與其如此，何必特地跑去高地，直接注射促紅細胞生成素不也一樣。

在數年前還不了解促紅細胞生成素的結構爲何。一九〇〇年初，雖認爲可能存在增加紅血球的物質，但首次證明其存在是進入一九五〇年代，之後又再花費四十年的歲月才闡明其結構。

所謂促紅細胞生成素這種體內所含的物質，可說花了一百年才加以解明，我也從一九五〇年代開始參與，如今還記得當時了解其結構時的那種感動。近年來因基因工學的急劇進步，能藉由基因重組技術把促紅細胞生成素做爲藥物來利用。

這對接受腎臟透析的人來說，可謂一大好消息，這是因爲腎臟機能衰退而必須接受洗腎的人會變得貧血，理由是腎臟無法製造促紅細胞生成素。那些不得不接受腎臟透析的患者，只要注射促紅細胞生成素，以往痛苦的貧血就能立即治癒。

過去接受腎臟透析的患者因貧血而必須經常輸血，所以感染肝炎的機率很大，也有醫師或護士經由患者意外感染肝炎的案例。這種悲劇因促紅細胞生成素藥物的登場而不再發生。

不過，並不只有好消息，由於促紅細胞生成素成爲垂手可得的藥物，也連帶出現這種藥物所衍生出來的非法問題。

如今運動選手使用促紅細胞生成素被視爲非法行爲，受到禁止。然而現實上，因促紅細胞生成素卻是我們體內本來就有的物質，所以在禁藥檢查時很難被發現，不禁讓人憂慮運動選手的濫用。爲闡明促紅細胞生成素的結構，致力於研究的眾多血液專家，對這種嚴重禁藥問題的想法也很複雜矛盾。

導致黏稠血液的各種要因

總之，可能引起心肌梗塞或腦梗塞等血管阻塞疾病的黏稠血液，是因紅血球數增加過多，提高部分紅血球的濃度而引起的，因此請牢記其原因在於壓力或抽菸、喝酒或運動所引起的脫水。

一提到黏稠血液，通常會歸咎於血液中過剩的脂肪或膽固醇，但其實紅血球占血液的一半，因此如果黏稠血液是因這種紅血球的異常所引起，那就非常可怕。

除了這種紅血球增加症之外，還有如下導致血液黏稠狀態的要因。

- 紅血球的變形能力下降
- 引起紅血球聚合
- 白血球的變形能力下降
- 血小板的凝聚能力提高

以下依序來說明：

如第一章所述，紅血球是直徑七～八微米，厚二微米左右，中央部略凹的薄圓盤狀。這是因爲通過細小毛細血管（直徑七微米）時，圓盤狀部位容易變形所致。這種能夠變形的能力稱爲紅血球的變形能力。如果圓盤狀的紅血球變成球形，膜的彈性下降時，紅血球的變形能力就會下降，無法通過細小血管而在此阻塞。

這種紅血球的變形能力在使血液順暢流動上非常重要，萬一變形能力顯著下降，血液的流動就會停滯，人就無法活命。最著名的典型事例就是所謂鐮狀紅血球症的疾病。

顧名思義，鐮狀紅血球症就是紅血球的形狀變成鐮狀，最常見於非洲的黑人人種。何以有這種地域或人種的偏向呢？這和熱帶、亞熱帶地方特有的熱病瘧疾有密切的關係。瘧疾是以瘧蚊爲媒介，進入體內的瘧疾病原蟲在紅血球中增加而傳染的疾病。因反覆發作性發熱而導致死亡的情形也不少。同樣地，也有人因體內具有鐮狀紅血球，即使瘧蚊使瘧疾病原蟲進入體內，但卻不會生病。亦即，因突然變異所產生的鐮狀紅血球，具備防範瘧疾病原蟲侵入紅血球的能力。

原本紅血球變成鐮狀，本身就是疾病，但在非洲等瘧疾多發地帶，紅血球的變形能力下降反而比不罹患瘧疾更不利，因爲其結果，具有鐮狀紅血球的人，多數存活下來。

問題在於從非洲移民美國的人。由於美國並沒有瘧疾，因而成爲嚴重的問題。尤其所謂兩性接合體從父母雙方繼承基因的人，是變成鐮狀的紅血球的變形能力顯著下降，以致大多數在二十歲前就死亡。

至於僅從父親或母親一方繼承該基因的人，平時不大出現症狀，但如果因登山或開飛機來到空氣稀薄的高處時，血液就會變成低氧狀態，而突然引起紅血球的鐮狀化。引起鐮狀化時，紅血球就不會變形而使血管阻塞，失去意識。爲此，在美國要成爲飛行員，必須接受鐮狀紅血球症的基因檢查。

日本人幾乎沒有這種鐮狀紅血球症，偶爾看到紅血球的變形能力下降的，是糖尿病患者。其機制至今尙未解明，但可能是血液中過剩的糖分（血糖）影響紅血球的膜，導致變形能力下降。

事實上，糖尿病患者的血液黏度要比非糖尿病患者來得高。因此高頻率發生的糖尿病併發症腎臟障礙或糖尿病性視網膜症等，也是因紅血球的變形能力下降，阻塞腎臟或視網膜的細小血管所引起。

此外，也已經了解罹患糖尿病時，容易引起紅血球聚合。健康的紅血球表面是負的帶電，會互相排斥而不聚在一起。但如果紅血球表面圍繞過剩的免疫球蛋白等蛋白質，紅血球表面的負帶電就會被抵銷，使紅血球與紅血球黏在一起變成大塊，就是所謂的紅血球聚合。

一旦引起紅血球聚合時，血液就不能順暢流通，而越來越容易引起紅血球聚合，反覆這種惡性循環。血液中增加蛋白質的疾病，如多發性骨髓瘤（參照第四章一三二頁）或巨球蛋白血症、風濕性關節炎等，也會引起這種紅血球聚合。

不過也有人因蛋白質病態性增加而使血液黏度提高，卻由於沒有自覺症狀，在不察覺下過日子。只要檢查這種人的眼底，就能發現眼底的血管膨脹如香腸般，這種所謂的香腸樣血管如果不治療，有時眼底的血管會破裂出血而導致失明，或因腦內的血液循環變差，使意識模糊無法思考。

罹患糖尿病的情形是，因過剩的糖和蛋白質結合的糖化蛋白包圍紅血球的表面，而引起紅血球聚合。

由此可見糖尿病是使血液變黏稠最多的疾病。即使在健康檢查被告知血糖值稍高，但因糖尿病初期幾乎沒有自覺症狀，本人不痛不癢，因此大多數人容易忽略。然而，血液中過剩的糖會漸漸使紅血球的變形能力下降，導致紅血球聚合，因此趁血液變黏稠還不算遲之前，應儘早設法控制血糖。

激烈運動是黏稠血液的原因

糖尿病不僅會影響紅血球，也會爲白血球或血小板帶來不良影響。

血糖與蛋白質結合所形成的糖化蛋白，也會沉澱在白血球的表面，使白血球的變形能力下降。成爲血球成分的白血球數比紅血球少，只有其七百分之一，所占的容積不到一%。由此在血液的流通上，可能不像紅血球參與那麼多。不過在毛細血管等微小循環上，白血球的動向也不容忽略。

這是因爲白血球比紅血球大三倍，而且相較於無核的紅血球，有核的白血球的變形能力非常低。白血球有淋巴球、嗜中性球、嗜酸球、嗜鹼球、單核球等五種，不同種類，變形能力也各不相同。

變形能力最低的是具有大核的單核球，其次依序是淋巴球、顆粒球（嗜中性球、嗜酸球、嗜鹼球的總稱）。

有資料將白血球中較容易變形的顆粒球與紅血球的變形能力加以比較。依此項資料所示，進入毛細血管內時變形所需的時間，顆粒球是紅血球的約一萬倍。因此，如果使不易變形的白血球變形能力下降，就很難通過微小血管，而引起微小循環障礙。

已經了解使白血球的變形能力下降的原因，有糖尿病、抽菸、激烈運動等等。所謂激烈運動，就是突然用盡全力奔跑的運動。有一項實驗報告指出，在達到最大氧氣攝取量之前，給予強度的急性運動負荷時，會導致顆粒球的變形能力下降。我們有時爲了趕通勤電車或最後班車，急忙在車站內奔跑，這可能就是使白血球的變形能力下降的元兇。

那麼，另一種血球成分血小板的異常，也是黏稠血液的要因。血小板是負有止血重要任務的血球。如網般遍佈全身的血管，會不斷受到小傷，修復這種傷口就要靠血小板。因爲如果血液中的血小板數目減少，就容易出血。

一般而言，在血液一微升中約有二十萬到三十五萬個血小板，如果減少到五萬個以下，就會經常引起流鼻血或牙齦出血，如果減少到三萬個以下，就會提高腦出血或腸管出血等的危險性。

反之，血小板的止血功能異常亢進時，即使沒有出血，也會在血管中凝聚製造硬塊，使血液變黏稠。使這種血小板功能亢進的原因不外乎是糖尿病、抽菸等。

〔導致黏稠血液的要因〕

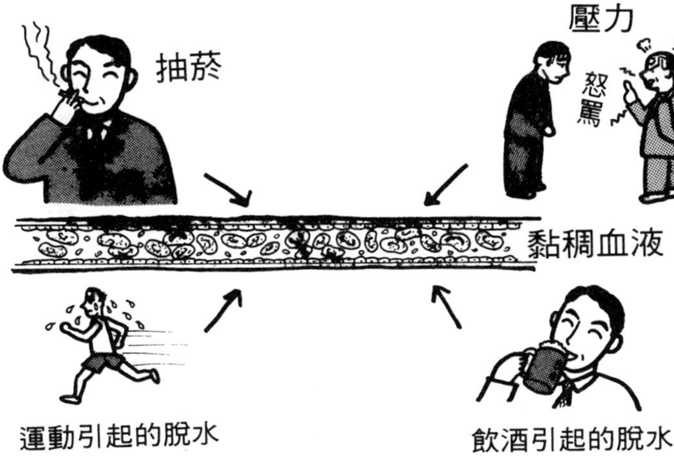

　尤其抽菸容易使血小板凝聚的同時，也會抑制溶解血液中血栓的纖維蛋白溶脢酵素的作用。

　綜上所述，血液變黏稠的要因是血球中的紅血球、白血球、血小板與血漿的異常。而日常引起這些異常的原因如下。

- 壓力
- 抽菸
- 飲酒或運動引起的脫水
- 激烈的運動
- 糖尿病

　留意這些問題，爲使血液不變黏稠，從平時生活就要注意。

膽固醇與中性脂肪的功過

另一個黏稠血液的原因是，膽固醇、中性脂肪等在血液中過剩存在的脂質的問題。

所謂中性脂肪，就是從砂醣或米飯等醣質類、酒精類在肝臟製造的脂質。我們攝取魚或米飯、蔬菜等食物，用來做爲能量，此時未用盡的多餘能量都在肝臟變成中性脂肪，儲存在皮下脂肪組織或肝臟。當血液中的葡萄糖不足時，所儲存的中性脂肪就被利用做爲能量來源。

如此，中性脂肪本來是做爲有效的能量來源工作，但如果在皮下脂肪或肝臟儲存過多，就會導致疾病之源的肥胖或脂肪肝。

另一方面，完全被烙上有害健康壞人印記的膽固醇，即使不由食物來攝取得之，也經常在肝臟合成。由此可知，膽固醇本身是身體非有不可的物質，被利用做爲細胞膜或性荷爾蒙等的重要材料。不過，這種有用的膽固醇如果在血液中過多，就會滲入血管壁而成爲動脈硬化的原因。

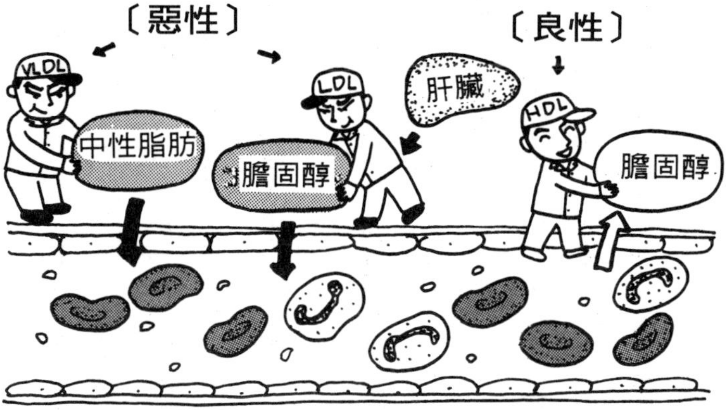

在此，請各位再次回想血液的構成成分。血液是由血球與血漿構成。其中血漿是約九十％水分的液體，負責溶解醣質等營養素，運送到全身的任務。但中性脂肪、膽固醇可謂油脂，爲何這種油脂幾乎能溶解在水般的血漿中呢？

其實，以中性脂肪、膽固醇的原狀來說，因水與油的關係，無法溶於血漿。那麼是利用何種手段呢？進入血液中時，是把脂蛋白的物質用來做爲搭乘工具。

如同汽車有各種類型一樣，脂蛋白也有低比重脂蛋白（LDL）、高比重脂蛋白（HDL）等數種。把這種HDL用來做爲搭乘工具的是HDL膽固醇，把LDL用來做爲搭乘工具的是LDL膽固醇。

之所以經常以良性、惡性來區別膽固醇，就是因HDL與LDL這二種搭乘工具所扮演的角色完全相反。HDL是扮演回收儲存在血管的多餘膽固醇的角色，而LDL是扮演將膽固醇從肝臟運送到血管壁的角色。

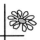

亦即，HDL是具有抑制動脈硬化功用的良性膽固醇，而LDL是會促進動脈硬化的惡性膽固醇。同樣地，中性脂肪也把超低比重脂蛋白（VLDL）用來做爲搭乘工具。這種VLDL也是惡性膽固醇，把中性脂肪運送到血管壁而促使動脈硬化。

有關發生這種血管變窄變硬的動脈硬化的架構，眾說紛紜，但在此說明其中之一的粥狀硬化症。這是在中到粗的血管引起動脈硬化的典型，如果發生在心臟的冠狀動脈，就會變成心肌梗塞，發生在腦的動脈，就會變成腦梗塞。

變成粥狀硬化症的過程大致如下。位於動脈內側的內膜因某種理由受傷時，從該傷口進入血液中的膽固醇等脂質，在內膜下形成粥瘤（**atheroma**）。逐漸變大後造成潰瘍，不久血小板或紅血球等凝聚而產生血栓。在傷口凝固時所形成的血栓就阻塞血管。

此外，在受傷的動脈內膜溶一附著白血球之一的單核球（巨噬細胞）。這種巨噬細胞有清除因變質而無用的膽固醇成爲垃圾的作用，這種吃過多膽固醇的巨噬細胞聚集在血管壁，也會使血管的內側變窄。

由此，與其說動脈硬化的誘因是中性脂肪或膽固醇直接提高血液的黏性而變黏稠，不如說是使血管變窄而降低血管的彈力。因此，在避免黏稠血液的同時，防止動脈硬化，是使血液健康極爲重要之事。

誠如「人從血管開始老化」的用語所示，動脈硬化是隨著年齡增加悄悄進行的老化現象之一。四十歲層比三十歲層，五十歲層又比四十歲層，血管更容易變窄。含有充分新鮮的氧氣或營養的血液，是由動脈運送到各臟器或組織，如果這種重要管道的動脈變硬或變窄，會發生什麼事呢？

運送到臟器的血流量減少，無法供應氧氣，使構成臟器的細胞逐漸死亡時，引起重病的可能性就提高。經常導致猝死的心肌梗塞或腦梗塞等爲其代表。

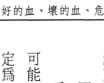

因此，如果說臟器的健康操在動脈的手中也不爲過。

爲避免這種無法挽回的情況，平時就要控制血液中膽固醇或中性脂肪的量，儘可能預防動脈硬化的進行。如果把膽固醇値二〇〇毫克／分升的人的心臟病危險度定爲一，那麼二五〇毫克／分升就爲其二倍，三〇〇毫克／分升就爲其四倍，隨著膽固醇值的增加，心臟病的危險度也激增。因此，最好將膽固醇維持在一三〇到二二〇毫克／分升，中性脂肪維持在六〇到一五〇毫克／分升的正常範圍。不過在健康健查出現「黃色信號」，卻不加理會的大有人在。

不少人即使膽固醇或中性脂肪頗為上升，被診斷為高脂血症，卻因幾乎沒有自覺症狀，而輕視檢查結果。使血液變黏稠的壓力紅血球增加症或糖尿病亦復如此，等到出現自覺症狀為時已晚。

例如，供應氧氣與營養給心臟的冠狀動脈，就算狹窄五〇％，但擅長預備能力的心臟仍能加以彌補，因此，據說等到出現胸痛等自覺症狀時，冠狀動脈的內腔已狹窄七五％左右。由此可知，動脈硬化是在本人不察覺中悄悄的進行。有關抑制動脈硬化的進行，控制血液中的膽固醇或中性脂肪的飲食或運動等具體因應對策，將在第五章詳述。

在健檢出現「黃色信號」的人，或尚未出現的人，從預防的觀點來看，參考第五章的內容及早因應極為重要。

高脂血症有三種類型

在此再稍加說明有關高脂血症。所謂高脂血症，顧名思義就是血液中脂質的值增高的狀態。血液中的脂質主要有中性脂肪、膽固醇、磷脂質、游離脂肪酸等四種。其中成爲問題的是中性脂肪與膽固醇，依增加何種脂質，高脂血症可分爲如下三種類型。

第一種是膽固醇異常增加的類型，第二種是中性脂肪異常增加的類型，第三種是膽固醇與中性脂肪均增加的類型。一般大多綜合這三種類型稱爲高脂血症，但嚴格來說，膽固醇異常增多的類型（總膽固醇值在二二〇毫克／分升以上）稱爲「高膽固醇血症」，中性脂肪異常增多的類型（中性脂肪值在一五〇毫克／分升以上）稱爲「高中性脂肪血症」來加以區別。依其類型也有不同的飲食療法等對策。

高脂血症的基本飲食療法是不過度攝取熱量或脂肪，但如果是高膽固醇血症，除此之外還必須注意控制含有膽固醇的食品，充分攝取能促進排泄膽固醇的食物纖維。此外，高中性脂肪血症的情形，則以不過度攝取增加中性脂肪的醣質或酒精爲要點。至於中性脂肪、膽固醇均會增加的類型，當然必須遵守雙方的注意事項。

已經了解高膽固醇血症、高中性脂肪血症均會因遺傳而引起，尤其又以從小時候起膽固醇值就高的家族性高膽固醇血症最有名，據說以五百人中有一人的比例發病。除此之外，誘發高脂血症的要因還有甲狀腺機能障礙或糖尿病等疾病、肥胖或飲酒過度、服用類固醇荷爾蒙或口服避孕藥等藥劑。

在年齡上，男性從三十歲層起中性脂肪或膽固醇的值開始增加，高脂血症的頻率也隨年齡增加而提高。大約在五十歲左右迎接高峰，六十歲過後開始顯示略微減少的傾向。

相對地，女性在三十到四十歲層，中性脂肪或膽固醇的值比男性低，高脂血症的頻率也不高。不過以迎接停經的五十歲層爲界，中性脂肪或膽固醇的值開始增高，原因可能是女性荷爾蒙的作用降低。

如此，血液中脂質的值會隨年齡而變動，因此，絕不可輕信現在的中性脂肪或膽固醇的值處在正常值就沒問題，仍要定期接受健康檢查，了解自己脂質的值，同時努力改善暴飲暴食或過度攝取脂肪、運動不足等誘發高脂血症的生活習慣。

第三章

壞的血引起的惱人症狀

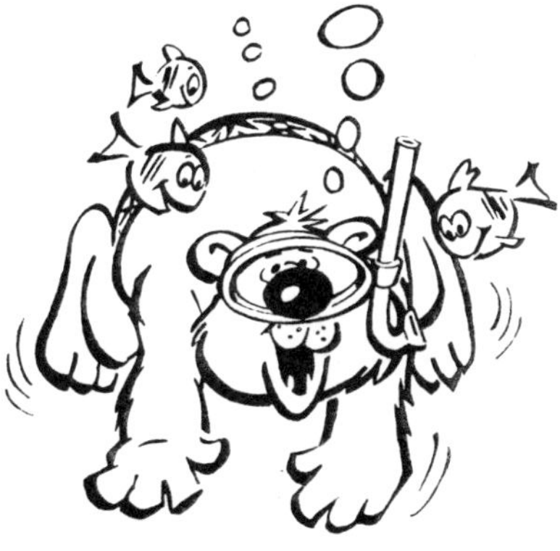

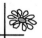

在操場昏倒的腦貧血和貧血不同

前章敘述可謂不健康血液的代表——黏稠血液。在第三章則說明另一種不健康的血液——貧血。

所謂貧血，是負責供應氧氣任務的紅血球或血紅蛋白的量，因某種原因減少，進而在體內引起的缺氧狀態。如果說引起腦梗塞或心肌梗塞的黏稠血液是「濃血」，那麼，引起貧血的血液就可謂「薄血」。這種「薄血」是了解貧血的最佳關鍵語。

例如，在國小的朝會上長時間站立時，就會出現不適而昏倒的小學生。各位讀者中大概也有過類似的經驗，因而以為自己可能有貧血的傾向。其實這種長時間站立而昏倒是腦貧血，和真正的貧血有所不同。

腦貧血的情形，檢查血液中的紅血球或血紅蛋白的量是正常，絕非「薄血」。所謂不適而昏倒是因長時間站立，重力使血液流向腳，流到腦的血液量變少所致。所謂的腦貧血，原因並不在於「薄血」，而是流向腦的血液循環不順暢，在腦引起氧氣不足的狀態。

那麼，爲何有的學生會引起腦貧血而有的不會呢？我們在站立時，最容易積存血液的是腳部的靜脈。靜脈原本幾乎沒有送出血液的能力，因此，利用血管周邊肌肉的收縮等，將靜脈血液向上推升。這是肌肉被喻爲靜脈的心臟的理由。藉由收縮圍繞腳部靜脈周圍的肌肉，來維持流到腦的血液。

但是，仍在發育中的小學生，這種肌肉尚未發育成熟，有些孩童的血管缺乏彈性，因此當這些孩童長時間站立時，便無法將積存在腳部的靜脈血推升到腦。

就連肌肉已發育完成的成人，如果從蹲式馬桶突然站起，有時也會感到暈眩。這種起立暈眩是自律神經不能善加發揮作用所引起。我們的身體爲了保持腦的血液量，具備各種調節機能，例如，從坐姿突然站立時，藉由收縮腳部的血管讓血液不致急遽下降的調節架構也是其中之一。但是，調整這種架構的自律神經作用如果來不及或不適時，就不能適時收縮腳部的血管，而使腦的血液一直下降。結果在一瞬間變成腦部缺氧狀態而感到暈眩。

此外，也有不是突然站立而是在排尿後暈倒的情形。某位中年男性來血液門診詢問自己是否爲重症貧血。據他所說，有次喝了很多啤酒，跑到廁所舒服排尿後，突然意識模糊而暈倒。不過經過血液檢查後，發現紅血球或血紅蛋白並無異常。

這種情形是一種自律神經反射所引起的排尿後失神發作。因膀胱突然變空，使下半身的靜脈張開，流向腦的血流減少而失去意識。這種排尿後的失神發作，在喝大量啤酒等酒精時特別會引起。

如第二章所述，酒精具有阻礙腦下垂體分泌抗利尿荷爾蒙的功用，因此，喝啤酒後所排出的尿量會比所喝的量更多。當這種大量的尿充滿膀胱快要爆炸時，衝去廁所使勁排尿，因靜脈反射而使下肢的血管張開，流向腦的血液就減少。

不少中高年齡的人，以爲這種因靜脈反射所引起的腦貧血是嚴重貧血，而來到醫院受診。因此，排尿不要憋到不能憋的地步才如廁，覺得差不多程度時就要上廁所。

當然，也有並非這般的腦貧血，而是真正的貧血導致暈眩的情形。這種情形就是流向腦的血液循環正常，但因紅血球或血紅蛋白的量變少，使血液中的氧氣含量減少，導致腦部缺氧。腦貧血與貧血雖然都是腦部氧氣不足的狀態，但引起的機制卻大相逕庭。

血液缺氧會引起各種症狀

由於貧血一詞相當普遍，以致弄錯腦貧血與貧血，或未察覺自己貧血而不理會肩膀僵硬或頭痛等身體不適的人意外的多。

對某所女子大學的六百名新生進行血液檢查的結果，發現其中有一成明顯貧血。當詢問身體狀況有無任何不適時，回答多爲肩頸僵硬、頭痛、早晨起不了床、容易疲倦、夏天特別感覺倦怠，皮膚或頭髮容易乾燥等症狀。即使如此，大部分人卻相信這些症狀是自己的體質，從未想到原因在於貧血。

的確，如果長久持續貧血引起的頭痛或肩膀僵硬等自覺症狀，就會成爲習慣，即使身體狀況稍差，也會以爲是體質的緣故而不加理會，自行判斷這是睡眠不足或壓力所引起。

然而不知自己是貧血而鬱鬱寡歡地生活的這種「隱性貧血」的人，只要及早發現貧血接受治療，就能獲得改善。例如只需服用鐵劑，以往那麼頑固的肩膀僵硬就會減輕，早晨起床時也不會感到痛苦，變得活力十足。據說「隱性貧血」的人在治癒之後，大多會發現「原來這才是健康」。

總之，貧血不僅臉色蒼白，也會出現各種症狀。因爲所謂貧血是運送氧氣的紅血球或血紅蛋白減少的「薄血」狀態，身體各處會隨之產生氧氣不足。我們體內有三處特別需要氧的部位，即腦與心臟、肌肉。反過來說，就是這三種臟器特別不耐缺氧，所呈現的各種症狀正是顯示缺氧的危險信號。

例如腦陷入缺氧時，腦的作用就會變差，因而引起起立暈眩、頭痛等症狀。檢查長久以來經常頭痛的人的血液時，其實最多的原因是貧血。工作或唸書的效率不佳，持續焦慮狀態，原因都可能是出在貧血引起的腦部缺氧。

此外，也有因貧血而出現憂鬱狀態等精神症狀，這種情形以老年人居多，經常被誤以爲是痴呆。

心臟呈現缺氧時，會引起胸部絞緊般的胸痛。肌肉缺氧時，容易疲勞、無力而感到倦怠。肩膀僵硬也是肩膀周圍的肌肉缺氧所引起。

此外，身體也有消除這些缺氧的作用，自然使呼吸加快，加速心臟的跳動。這是爲了彌補因貧血所引起的紅血球不足，加速血液的流動來確保所需的氧氣。結果，我們會因呼吸加快而感到喘息，心臟跳動加速而感到心悸。

焦慮或意願降低原因也是缺鐵

這種缺氧和另一種引起貧血的缺鐵，都會成爲各種症狀的原因。

貧血有各種類型，其中最多的是缺鐵性貧血（參照第四章八十六頁）。缺鐵性貧血是成爲血紅蛋白材料的鐵不足所引起，有一項資料顯示，成人女性每十人中有一人是這種貧血。

鐵是我們人類生存上不可或缺的物質。成人體內有血紅蛋白二・五公克，儲存鐵一公克，合計三・五公克的鐵，是在普通的狀態下不會輕易缺乏的架構。

我們在日常的飲食中，從食物大約攝取十毫克的鐵，其中十%的一毫克主要是被十二指腸吸收。一毫克是一千分之一公克，因此，看起來以這種微量很難維持合計三・五公克的鐵。

不過我們體內鐵的回收再利用非常進步，成爲血紅蛋白材料的鐵，在體內大多是以紅血球破壞後出現的鐵再利用的型態獲得。實際上，隨著尿或汗等排出體外的鐵量，一天僅〇・五到一毫克而已。每天失去的鐵量極爲微量，因此，一天從飲食中吸收的鐵量有一毫克就已足夠。

不過，女性因爲有月經，會比男性失去較多的鐵，因此必需攝取更多的鐵，可說較爲不利。

爲什麼會建構這種鐵的回收再利用系統呢？就是鐵不僅成爲血紅蛋白的材料，也是做爲司掌細胞內氧氣授受酵素的原料不可或缺的物質。因此，鐵不足時不僅會引起貧血，也不能製造司掌細胞內氧氣授受的酵素，以致在細胞內無法進行氧氣的授受。結果在皮膚或黏膜的細胞等引起障礙，而出現各種症狀。

缺鐵症狀最有名的是指甲變形。指甲也是皮膚的一種，因此這種細胞發生障礙時，指甲會變薄容易裂開，形成橫紋，指甲中央凹下呈湯匙狀的湯匙指甲。此外，也容易掉髮分岔。

黏膜的障礙是在嘴角引起口角炎，或位於舌頭表面的顆粒（乳頭）變光滑而對酸味過敏，胃腸的黏膜萎縮。

某位三十歲層的女性因呑嚥食物困難，擔心是食道癌而來腸胃內科受診。經過檢查，食道確實變狹窄，但並未發現癌，因此，懷疑是貧血而轉到血液科門診。

診察的結果，這位女性罹患的是典型的缺鐵性貧血。所謂呑嚥食物困難的呑嚥障礙，其實是因爲缺鐵所致。由於長期處於缺鐵狀態，使食道的黏膜萎縮變窄，以致吞嚥食物困難。

不少女性因此懷疑自己是食道癌，或因舌頭樣子可疑而以爲是舌癌，感到苦惱不已。在這種情形下，只要了解原因是缺鐵，服用鐵劑等，不僅能改善症狀，心情也會變得輕鬆。

此外，常見於高中女生或成人女性的異食症，原因也是缺鐵。所謂異食症，是突然想大口嚼一大杯的碎冰，或大口吃一大堆脆煎餅，衝動的一口氣吃掉有咬勁的堅硬食物的異常行爲。過去有因懷孕而陷入缺鐵的孕婦咬牆土來吃的案例。這種異食症只要服用鐵劑，就能簡單治癒。

但爲何缺鐵會引起這種異食症呢?原因迄今不明，近來被認爲可能是因缺鐵而影響到腦內的神經傳達物質血清素（**serotonin**）。

所謂血清素的腦內物質，具有調節身體所受的過剩刺激來抑制行動的作用。這種血清素在中樞神經系的作用，會因缺鐵而受到阻礙，此時就會出現異食症或焦慮、意願降低等症狀。實際上有不少案例顯示，缺鐵性貧血患者經常出現的無氣力等精神性不適，只要服用鐵劑，就能獲得改善。

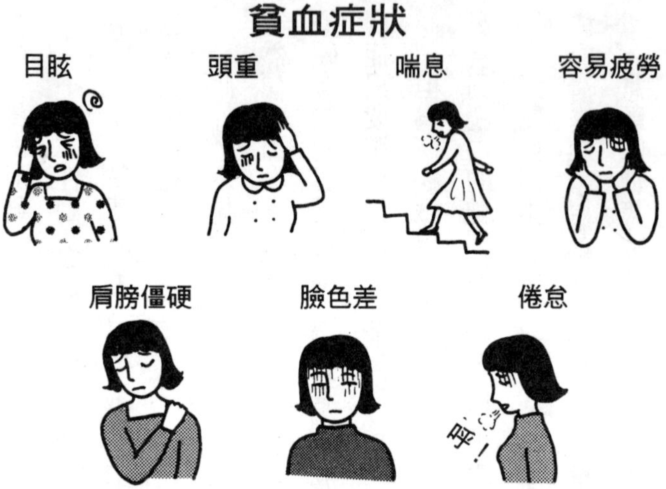

貧血能藉血液檢查輕易發現

總上所述，不健康的血液、貧血所引起的惱人症狀如下。

- 全身倦怠
- 容易疲勞，恢復慢
- 稍微活動就氣喘如牛
- 頭重，提不起幹勁
- 目眩
- 臉色差
- 肩膀僵硬
- 嘴角易裂，難以治癒
- 食物吞嚥困難
- 舌頭表面變光滑，對酸味過敏

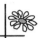

缺鐵性貧血的症狀

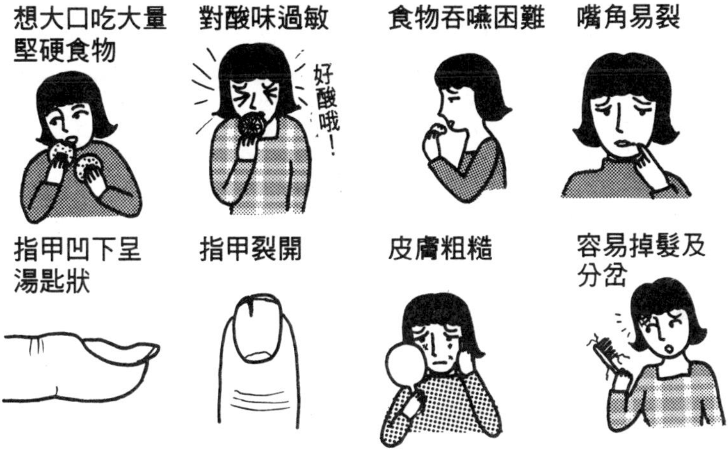
想大口吃大量堅硬食物
對酸味過敏
好酸哦！
食物吞嚥困難
嘴角易裂
指甲凹下呈湯匙狀
指甲裂開
皮膚粗糙
容易掉髮及分岔

・想大口吃大量碎冰或煎餅等堅硬食物
・容易掉髮及分岔
・皮膚變粗糙
・指甲變薄，容易裂開
・指甲正中央凹下呈湯匙狀

只不過在此提醒各位，這些症狀的出現方式因人而異。雖然同樣是貧血，有人完全沒有症狀，有人症狀較強，但症狀的強度未必和疾病的嚴重度成正比。即使有時會同時出現數種症狀，但也不需視爲嚴重的貧血而感到不安。

反之，也有人雖有這些自覺症狀，卻覺得沒什麼大不了，而自行診斷可能是輕微貧血。不過，有不少疾病也會出現倦怠感或喘息等症狀，因此，決不可嫌上醫院麻煩而掉以輕心，就有許多案例因此而忽略了攸關性命的重病。

總之，貧血是經過血液檢查就能輕易判斷出來的疾病，因此，如果自認爲有任何一項貧血的症狀，就要立即去醫院檢查。此外，在公司接受團體健康檢查的資料只要稍有異常，也不要掉以輕心，爲了安心起見，最好去專科醫院受診。貧血的血液檢查流程如下：

貧血的檢查是先抽血，化驗紅血球的數或血紅蛋白的量。如果這種紅血球或血紅蛋白數因某種理由呈現減少的狀態，就是貧血。貧血的程度不一，有不需擔心的輕度貧血，也有嚴重的貧血，爲了正確診斷，最好進一步接受血球比容計或網狀紅血球等檢查。

所謂網狀血球，就是剛新造出來的年輕紅血球，只要檢查這種網狀紅血球占全體紅血球多少比例，就能得知製造血液的骨髓的機能。正常值是一到二％，如果低於這個數值，就可能是骨髓機能下降所引起的再生不良性貧血（參照第四章一〇一頁），如果高於這個數值，就可能是因紅血球的壽命短所引起的溶血性貧血（參照第四章九十四頁）。

血球比容計是把血液注入玻璃管，放在遠心分離器，以百分率來表示沉底血球成分層的厚度。血球成分雖含有白血球或血小板，但其容積僅占紅血球的一％而已，因此，血球比容計值大致可視爲紅血球容積。

檢討從這種血球比容計值與紅血球數所算出的平均紅血球容積（ＭＣＶ：每一個紅血球的容積），以及從血球比容計值與血紅蛋白量所算出的平均紅血球色素濃度（ＭＣＨＣ：在一定容積的紅血球所含的血紅蛋白量），就能得知是屬於何種類型的貧血。

可怕的鐵過剩症，濫用鐵劑危險

如果經醫院的檢查得知是貧血，被診斷爲缺鐵性貧血，就以鐵劑進行治療。一般來說服用鐵劑二到三個月，症狀就會完全消失，恢復活力。

以往的鐵劑是如同鐵粉，會有服用後胃不舒服等副作用。不過現在改爲以白色包裹容易服用的錠劑，胃腸症狀等副作用也已減輕，因此可安心服用。

只要如此遵照醫師指示服用鐵劑，就不會有任何問題，但令人擔心的是有人會以自己判斷隨意服用市售的鐵劑。

事實上，市面上充斥含鐵的補充劑健康食品，有不少女性就以所謂「我有貧血的傾向，因此服用鐵的補充劑來預防」。然而在此提醒各位，請務必認識鐵並非健康食品，而是「藥品」。如果不是缺鐵而長期攝取鐵，鐵就會累積在肝臟或心臟，有引起各種障礙之虞。

請各位回想前述鐵在我們體內進行回收再利用。成爲血紅蛋白材料的鐵，是以紅血球毀壞後出現的鐵再利用來籌措，以尿等排泄出來的鐵量，一天僅〇・五～一毫克而已，由十二指腸吸收從食物所攝取的鐵有十％，具備防止鐵過剩的調節機構。

儘管如此，如果不是缺鐵而每天攝取鐵劑或鐵的補充劑，這種調節機構的防壁就會被破壞，使體內逐漸增加鐵，開始沉澱在肝臟、胰臟、心臟、皮膚等各臟器。鐵累積時，臟器就喪失本來具有的柔軟性或機能，如果累積在肝臟，就會引起肝硬化，如果累積在胰臟，就會引起糖尿病，如果累積在心肌，就會引起心肌症，如果鐵沉澱在司掌心臟節奏的房室結節，就會出現心律不整，有時會成爲猝死的原因。

皮膚的色素沉澱出現全身，如果在腦的下垂體前葉引起鐵沉澱，就會引起性腺機能障礙，而出現性慾減退，男性則會出現睪丸萎縮。

可怕的鐵過剩症引起的鐵沉澱

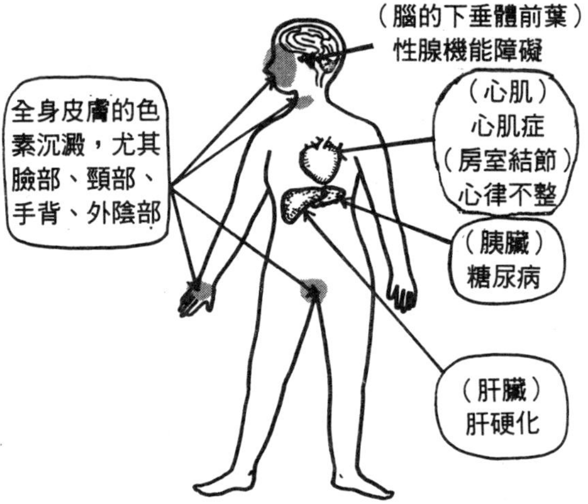

在血液門診被診斷爲鐵過剩症的某位男性，因遺傳性從腸管吸收鐵亢進，而造成臉變黑等鐵的累積。

這是遺傳上的問題，因此兄弟發生鐵過剩症的可能性也高。

據說，其上面兩位哥哥已因肝硬化去世，兩個妹妹也因糖尿病在糖尿病門診接受治療，她們的糖尿病均因鐵過剩症所引起，好在因爲是女性有月經，可排泄鐵，以致不像兩位哥哥鐵的累積那麼嚴重。

治療方式是進行抽血的放血。因爲抽血會使骨髓使用鐵來造血以補充失去的血量，因此，累積在臟器的鐵就會被大量使用而減少，最後放血二萬cc左右，臉色才恢復正常。

如此因遺傳性從腸管吸收鐵亢進所引起的鐵過剩症並不常見，多半是因輸血引起的鐵過剩症，如果因某種理由必須每週持續輸血，鐵就會累積在體內，大約二年左右就會變成心衰竭或肝硬化。

例如，所謂的地中海型貧血（thalassemia），是在歐洲的地中海沿岸或義大利人較多的重症貧血。這是遺傳上構成血紅蛋白的多鈦鏈合成被抑制所發症的疾病。如果是從父母雙方繼承這種地中海型貧血基因（兩性接合體）的重症地中海型貧血，會因嚴重貧血非輸血不可，以致多數在二十歲左右就死亡，死亡原因大半是鐵過剩症所引起的肝硬化或心衰竭。

因此，重症地中海型貧血患者成爲基因治療的對象，爲防止長期輸血所引起的鐵過剩症，實施骨髓移植。

如果是僅從父親或母親一方繼承基因的輕症地中海型貧血，雖會引起貧血，但並非必須輸血那麼嚴重，多數人都可活得很久。

這種地中海型貧血不僅在義大利常見，在日本或亞洲也偶然可見。某年有一位上海出身的女性被婦產科轉介到血液內科。這名女性有嚴重的貧血，一看檢查資料就知道是缺鐵性貧血，婦產科開給鐵劑服用。可是服用鐵劑仍不能改善貧血，於是再到血液內科進行精密檢查，結果了解是地中海型貧血。

將情況告知患者時，她回答「難怪，我妹妹也曾被告知罹患地中海型貧血」。可能是語言上的問題和醫師溝通不良，但如果一開始就說出妹妹的情形，就能更早診斷出來。

總而言之，如果是地中海型貧血，就不能服用鐵劑，因為這是構成血紅蛋白的多鈦鏈合成受到阻礙引起的貧血，因此並非缺鐵，反而是鐵過剩的狀態。這種情形如果服用鐵劑，會使鐵過剩更加嚴重。

那麼，為何鐵過剩會損及細胞或臟器的機能？因為過剩的鐵存在會發生有害的活性氧。

我們人類經由攝取鐵，血液內才能有血紅蛋白。這是體內為了搬運氧氣而從空氣中有效攝取氧氣所進行的劃時代大事。不過，現在了解這種氧氣也有有益性與危險性兩面。體內的氧氣如果變成反應性高的活性氧，這種活性氧就會攻擊細胞或臟器，造成損傷。

其實，已闡明癌或臟器的老化原因之一，也是這種活性氧。

從這種意味而言，氧氣對人類來說就如同火一樣。在生存上是非有不可的重要東西，同時也是非控制不可非常危險的東西。爲了高明地控制氧氣，必須避免產生活性氧的鐵過剩狀態。

如此，體內如果鐵過剩，細胞或臟器就會受到障礙，而引起各種疾病。因此，要了解是否真是缺鐵性貧血，必須接受正確的檢查，然後在醫師的指示下攝取鐵劑或鐵的補充劑。

第四章

血液的疾病

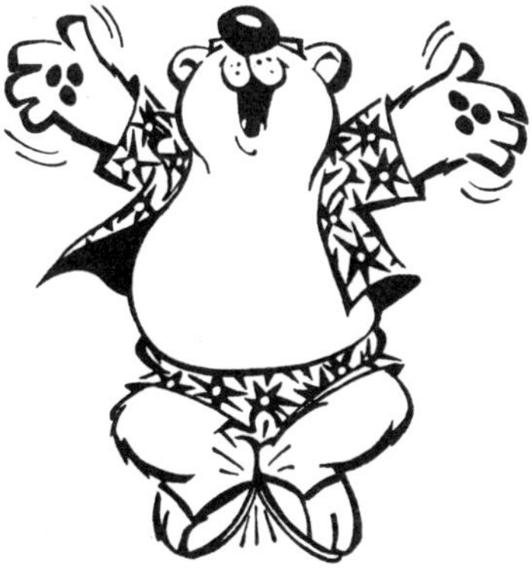

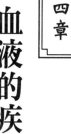

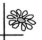

為維持我們的生命活動，血液將新鮮的氧氣或養分搬運到身體各處，由此血液的健康，可謂是全身健康之源。

然而，有時會因某種理由使血液變成不健康的狀態，甚至進展成為疾病，這種血液的疾病有幾種，而原因又是什麼，和飲食或運動有無關係，本章將就血液的各種疾病來加以解說。

此外，最近數年來醫療在血液疾病上的進步令人刮目相看，就連讓人印象深刻的不治之症——白血病，也因骨髓移植或化學療法等得以治癒，本章也將一併說明最新的治療法。

缺鐵性貧血

一提到貧血，很容易被誤為「臉色差，要多吃豬肝」而忽略之，於是草率加以處理，但貧血有從輕症到危及生命的重症等各種類型。在貧血中最多的是缺鐵性貧血。依據ＷＨＯ（世界衛生組織）的統計，世界人口五十多億的約三十％有缺鐵性貧血，尤其又以孕婦或青春期的女性最多。有一項資料顯示，全日本女性的約八

%，成年女性的十%有缺鐵性貧血。

即使是頻率如此高的疾病，但不知自己貧血而照常過日子的人卻意外的多。如前章所述，如果罹患缺鐵性貧血，會出現指甲變形或口角炎、吞嚥障礙等特有症狀，然而許多人卻不以為意，不去就醫，以致貧血逐漸進行成為慢性。

我在以前服務的醫科大學曾經歷過如下案例：

一名五十多歲的女性覺得身體狀況不大對勁，經檢查後是嚴重貧血。一般女性的血紅蛋白量要有十二～十六公克／分升，但這名女性只有五公克／分升，也許是因年紀大而逐漸減少，以致連本人都未察覺到已減少到如此地步。

在為該名女性觸診腹部時，摸到像大腫瘤般的東西，在婦產科受診才了解有小孩頭部大小的子宮肌瘤。由於從該子宮肌瘤持續出血，以致血紅蛋白不斷減少，而引起缺鐵性貧血。她立即接受子宮肌瘤手術，在摘除腫瘤之後，不僅下腹部疼痛的症狀消失，就連那麼嚴重的貧血也完全治癒。

此外，還有如下的案例：

這是一名二十五歲的女性，有嚴重貧血，經檢查後了解可能是缺鐵性貧血，但卻找不出原因。進行各種檢查後，終於才發現在小腸有潰瘍。這位女性很矮，身高僅一四〇公分，可能是在發育期之前小腸發生潰瘍（非特異性小腸潰瘍症），因此處出血而持續貧血。在以手術摘除潰瘍部分之後，貧血也完全治癒，同時雖然已經二十五歲，但仍然長高，以往沒有的月經也來了，可見一定是因缺鐵而抑制成長荷爾蒙。這些和貧血均獲得改善。

一年後這名女性出現在眼前時，令人不敢相信。一年長高了二十公分左右，簡直像換了個人似的變成一個大美女。由此可知，如果貧血在發育期不知不覺進展，會爲體格或性的成長帶來重大的不良影響。

如果大致區分缺鐵的原因，有將鐵排出體外的排泄增加，消費鐵的需求增大，將鐵吸收到體內的攝取不足等三種。這三種原因有時單獨、有時重疊，引起缺鐵性貧血。

鐵的排泄增加是以出血爲主要原因。與其說是因暫時性的大出血，不如說是因慢性疾病而一點一點持續出血，在不知不覺中進展爲貧血的情形較多。例如，胃潰瘍或十二指腸潰瘍等消化器疾病、痔疾、子宮肌瘤、經血過多等。

其中女性又以經血過多最爲常見，依生理狀況每月大約失去三十～六十毫升（以鐵量來計算，一天約一毫克）的血液，但如果是慢性經血過多，每月失去的血液超過八十毫克，就會變成貧血。

鐵的需求增大，最常見於青春期過後正值發育期的女性，爲什麼呢？首先，月經開始，肌肉需要鐵才能成長，必須增加血液，爲此需要成年男性一天所需鐵量一毫克的二～三倍，以致缺鐵。成年女性因懷孕、生產、餵乳等，鐵的需求也會增加二～三倍。

儘管如此，有些女性還會爲了減肥、美容上的理由控制飲食，不規則的生活或偏食而引起鐵的攝取不足。此外，也有人雖然充分攝取含鐵的飲食，但因慢性消化器疾病或以手術切除胃腸，而導致吸收鐵的能力下降，容易引起缺鐵，因此務必多加留意。

缺鐵性貧血本身只要均衡攝取含鐵的食材（參照第五章一四七頁），就能加以改善。如果有導致缺鐵性貧血原因的子宮肌瘤或痔疾、胃潰瘍或十二指腸潰瘍，應以治癒該疾病爲優先，之後則要耐心服用鐵劑。

在希臘神話中有如下一種說法。對弱不禁風的女性，只要給予勇者的劍浸泡過的葡萄酒，就會恢復活力。這意味當時可能是想把勇者的力量與勇氣，帶給弱不禁風女性，就能產生活力，不過很明顯的是藉由給女性飲用含有劍的鐵分的葡萄酒，來進行缺鐵性貧血的治療。

現在則已開發出各種類型的口服鐵劑，來取代泡劍的葡萄酒。一天只要服用一〇〇～一五〇毫克的鐵量，持續二～三個月，就能改善缺鐵性貧血。貧血治癒後，爲免復發，必須再繼續服用三個月左右，在體內儲存足夠的鐵分，這點很重要。

在此附帶說明，常聽說鐵劑不能和茶一起飲用。因爲鐵劑和綠茶的丹寧會結合成爲丹寧酸鐵，使鐵的吸收變差。不過，比較以水服用鐵劑和以茶服用鐵劑貧血改善的效果時，兩者完全沒有差異。這是因爲鐵劑含的鐵量頗多，而且罹患缺血性貧血時，腸管吸收鐵會亢進等二種理由所致。

由此可知，在服用鐵劑時，喝水喝茶均可，不必太過神經質。

運動引起的貧血

提到運動選手的慢性內科疾病，頻率最高的要屬貧血。尤其又以正值青春期的年輕選手或女性最多，大多數是缺鐵性貧血。若以項目別來比較，通常以練習時間長、運動量大、需要限制體重的項目——例如中長跑、馬拉松、排球、籃球、體

〔過度激烈運動引起的貧血〕

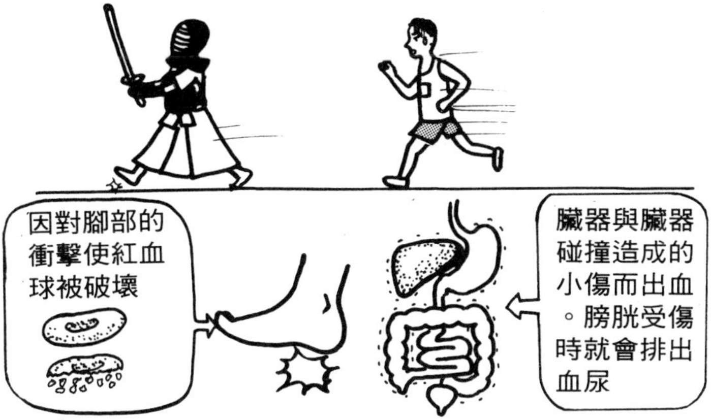
因對腳部的衝擊使紅血球被破壞
臟器與臟器碰撞造成的小傷而出血。膀胱受傷時就會排出血尿

操、摔角、劍道、空手道等選手居多。

一旦罹患貧血，就會伴隨喘息或心悸、全身倦怠感等自覺症狀，照理說應該不能夠運動。但是，不少情形因貧血是逐漸進展，導致心跳數或呼吸數增加等代償機構發生作用，而能意想不到耐得住運動。

爲此，在發現有伴隨貧血的喘息或心悸之前，多半在競賽時會因「無法發揮實力」或「身體狀況不良」等，自覺運動能力下降爲特徵。

其最大原因是爲減重而採取低熱量飲食或素食爲主的飲食、偏食等。而且最近又增加過度激烈運動引起的消化管內微出血或所謂血尿的出血所引起的缺鐵。

馬拉松等長跑選手，在比賽後有時會訴

說腹痛或下痢，這多數是因出血性胃炎或出血性大腸炎所引起。據說原因是運動中流向臟器的血流減少的一過性缺鐵所致，或是在比賽中臟器與臟器多次反覆衝擊所引起的小傷所致。

此外也有報告指出，在田徑賽或游泳等比賽後，選手血尿的情形很頻繁。這是因爲膀胱後壁與膀胱底的反覆衝擊或摩擦，所產生的小傷所致。因此，爲免膀胱壁的摩擦，在運動中充分補充水分，勿使膀胱變空極爲重要。此外，眾所周知女性選手因激烈訓練也會使月經異常的出現頻率增高。

還有並非出血，而是腸管內破壞紅血球的溶血性貧血，也會因運動而造成。以往有所謂的行軍貧血，就是穿著笨重的軍靴長時間行軍，或在劍道或馬拉松等運動時反覆持續對腳底加上強烈的衝擊，使尿液突然變成鮮紅色所造成的貧血。

這種貧血的發症依血管的位置而有個人差異。有些人腳底的毛細血管位於腳底骨下方，一旦用力踩踏，持續對腳底的血管加上衝擊時，會因其壓力而使存在血管中的紅血球被破壞。

二十多年前，有一名高中劍道全國體育準選手，蒼白的被抬到醫院來，檢查後是溶血性貧血。因爲劍道要赤腳用力踩踏，因此腳底受到的衝擊相當大，這位選手的情形正是因腳底血管的位置不良而引起溶血。如果穿鞋來緩和衝擊，應該不會造成任何問題，可是劍道不能穿鞋，所以導致這種溶血性貧血發症。

當然即使穿鞋，如果繼續加上過度的衝擊，仍然會引起溶血性貧血。曾有一名三十五歲的主婦因突然貧血來院受診。一開始以爲可能是缺鐵性貧血，但聽這位女性表示，因婦科疾病以致數年沒有生理週期。

儘管如此，也可能是胃或腸的出血，於是進行徹底的檢查，但並未發現任何毛病。再重新詢問她有關飲食或運動等生活習慣時，她表示每天早晚從事五公里的慢跑。於是讓她暫時停止慢跑來觀察經過，結果貧血逐漸獲得改善，可見她也是運動所引起的溶血性貧血。

如此看來，水中的運動游泳，似乎比爲腳底加上負擔的劍道或慢跑，對血液來得好。不過我們也了解游泳比賽的選手，賽後有時也會引起輕度的溶血。這表示不僅對腳底加上衝擊會引起溶血，如果肌肉反覆強烈的收縮，也可能會引起溶血。

總而言之，出場參加比賽的選手要比以興趣來享受運動的人，更容易引起運動貧血。因此爲了血液的健康，最好愉快的從事運動，避免激烈的訓練較爲安全。

溶血性貧血

正常的紅血球大約保持一二〇天的壽命，如果這種紅血球的壽命縮短十天左右，血管或組織內的紅血球被破壞所引起的貧血，就是所謂的溶血性貧血。我們身體具備造血餘力，爲補充失去的紅血球，腎臟會旺盛產生造血因子的促紅細胞生成素（erythropoetin），進入紅血球的增產態勢。但是，如果紅血球被破壞超過其增產能力時，就不能彌補損耗而變成貧血狀態。

罹患溶血性貧血時，會發生什麼狀況呢？當然會出現喘息等貧血症狀，首先會出現黃疸。所謂黃疸，是在手或臉的皮膚、眼白等變黃的症狀，原因是血液中增加膽紅素（bilirubinoid）的黃色色素。

使這種膽紅素增加的要因之一是紅血球過度的崩潰，亦即溶血。如第一章所述，結束壽命的紅血球在脾臟被處理時，在血紅蛋白所含的鐵被回收再利用，而血紅蛋白本身就變成膽紅素的黃色色素。紅色色素的血紅蛋白是如同本壘板般四個環狀連接的構造，被這種本壘板包圍的中心有鐵，如果這種鐵周圍的環狀被切斷，就會從紅色變成黃色。

說的更詳細一點，膽紅素有二種，從紅血球所製造的是間接膽紅素，然後送到肝臟變成直接膽紅素。而且直接膽紅素再被送到膽囊，溶於膽汁中，排泄到十二指腸，混在食物的殘渣成爲糞便。

罹患溶血性貧血時，毀壞的紅血球增多，因此間接膽紅素的生產量當然變多，而出現眼白變黃的黃疸症狀。

在此附帶說明，因肝臟障礙或膽結石所引起的黃疸，則是以下的架構所引起。當肝臟有障礙時，首先無法從間接膽紅素順利製造直接膽紅素，即使能形成直接膽紅素，也不能順利搬運，無法送出膽汁，使血液中滯留膽紅素而變成黃疸，稱之爲肝性黃疸。

另一種是因膽結石等膽囊或膽管阻塞，使肝臟↓膽囊↓十二指腸的直接膽紅素的流程受到阻礙，直接膽紅素逆流到血液中而出現黃疸，稱之爲閉塞性黃疸。

黃疸的檢查必須檢查直接膽紅素與間接膽紅素兩項（二種合計爲總膽紅素），由該値來推斷黃疸的原因。

由於黃疸的原因最爲人所知的是肝臟障礙或膽結石，以致不少人認爲和貧血無

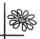

關。可是各位必須了解溶血性貧血也會引起黃疸，而且也會形成所謂膽紅素結石的膽結石。

溶血性貧血的診斷是藉由檢查有無貧血、在骨髓剛新造的網狀紅血球，以及測定血清中的膽紅素濃度，紅血球的壽命等來判斷。

紅血球崩潰的原因複雜，大致可分爲紅血球本身脆弱性等異常的先天性（內因性），以及紅血球本身正常，但卻有破壞亢進要因的後天性（外因性）。

先天性的情形是紅血球的膜異常的鐮狀紅血球症（參照五十四頁）、球狀紅血球症、家族性溶血性貧血等。通常紅血球是圓盤狀，因此變形能力高，可輕易通過極細的毛細血管內。但如果紅血球變成鐮狀或球狀，變形能力就下降，而阻塞毛細血管，最會阻塞的是脾臟的毛細血管。停滯在此期間，就會被脾臟內的巨噬細胞所吞食。

因而使成爲紅血球大量破壞舞台的脾臟也發生異常。通常脾臟是位於背部左側一〇〇公克左右的小臟器，但因脾臟的機能異常提高而變得腫大，嚴重時會變成普通的十倍大，一公斤左右，有時甚至會擠出肚臍的左側。

但反過來說，只要這種脾臟不存在，紅血球就不會阻塞而引起溶血。事實上摘除這種脾臟，先天性溶血性貧血的症狀就會好轉。然而因剖腹手術會留下很大的傷口，以致那些貧血症狀輕微的人，尤其女性不願接受手術。

不過，最近利用腹腔鏡的手術已相當進步，大爲減輕患者的負擔。利用腹腔鏡的摘除手術，是在腹部打開四處小洞，由此插入腹腔鏡，將脾臟切成小塊吸出來。如此一來，因傷口小，住院數天就能出院。

某位年輕女性患者，煩惱是否要接受脾臟的摘除手術，因爲利用腹腔鏡雖能使傷口變小，但仍然抗拒動手術。到最後還是鼓起勇氣接受手術。結果症狀立即獲得改善，以往因黃疸變黃的眼白也變得雪白。

她認爲是出生以來第一次眼睛這麼白，而且傷口也幾乎看不出來，因而感到十分喜悅。由於不會復發，也可以結婚了。因爲她是先天性溶血性貧血，將來生下的孩子可能會遺傳，但不會百分之百遺傳，只要孩子出生後在生活上留意有否貧血，就沒有任何問題了。

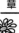

另一方面，如上所述，後天性溶血性貧血有因劍道或馬拉松等運動所引起，燒傷或蛇毒所引起，自我免疫性溶血性貧血等。所謂自我免疫性溶血性貧血是自我免疫疾病之一，就是自己製造抗體攻擊自己的紅血球，逐漸破壞紅血球的疾病。治療這種自我免疫性溶血性貧血，是使用副腎皮質類固醇激素。

惡性貧血

這是以往因原因不明而讓人害怕，因此致死的貧血疾病。中年以後的男女尤其容易引起，除貧血的症狀之外，也會出現舌炎、手腳麻痺、意識模糊等精神神經症狀爲其特徵。有些患者會因這種精神神經症狀而被誤診爲精神疾病，以致被視爲精神障礙者住院。

惡性貧血的詳細原因至今未明，在此說明馬菲與麥諾特二名醫師發現吃生的或稍微烹煮過的豬肝，就能改善惡性貧血。卡蘇爾進而發現將豬肝和正常人的胃液一起飲用時，也能改善惡性貧血。亦即有二種因子與惡性貧血有關，一種是生豬肝所含的外因子，另一種是胃液所含的內因子。之後了解外因子是維生素B_{12}，內因子是從胃黏膜所分泌的物質，和維生素B_{12}結合可促進小腸的吸收。

而且也闡明這種維生素B_{12}是製造紅血球時，和鐵一樣不可或缺的營養素，現在只要注射維生素B_{12}大多就能治癒惡性貧血。

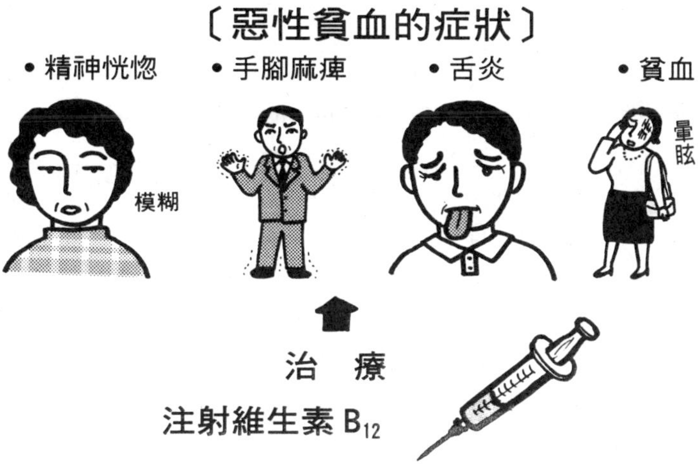

過去有一名從精神障礙者設施轉院來此的五十歲貧血女性。檢查的結果顯示有萎縮性胃炎，因不能分泌內因子而陷入缺乏維生素B_{12}的狀況。

亦即這是典型的惡性貧血患者。該名女性在注射維生素B_{12}之後，不僅貧血的症狀完全消失，就連精神神經症狀也一併消失，而能夠重返社會。以往因不了解原因而害怕，因此致死的惡性貧血，已變成能夠經由治療克服的疾病之一。

不過，仍需注意那些在動手術切除胃之後，因缺乏內因子而變成缺乏維生素B_{12}的人。我就曾診察過數個這類的患者，一位是六十歲層的男性，據說在切除胃後五、六年左右起，偶爾會不知自己身在何處。可正確

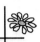

了解現在身在何處、幾點左右、現在的狀況的能力稱爲定向力，而這種定向力障礙可謂典型的精神神經症狀之一。

另一人也是在切除胃之後記憶力極端變差的五十歲男性。檢查二人之後，均爲缺乏維生素 B_{12} 所引起的貧血，因此在注射維生素 B_{12} 後就完全康復。

此外，惡性貧血是在體內形成分泌胃部內因子的細胞，破壞壁細胞抗體所引起的。所謂抗體，本來是細菌感染或病毒感染時，爲了攻擊細菌或病毒，在體內形成有助免疫的蛋白質。這種抗體攻擊位於自己體內的胃部壁細胞是很異常的，因此，將這一群疾病稱爲自我免疫疾病。

如此，因自我免疫疾病的惡性貧血或切除胃而變成缺乏維生素 B_{12} 的狀態，就會造成貧血。這種貧血的程度雖然強烈，但因漸進式變化，以致多半等到貧血症狀頗爲嚴重時才察覺。

切除胃後大約經過五年左右，維生素 B_{12} 的儲存會枯竭，自此以後就容易變成缺乏狀態。因此符合這類條件的人，即使尚未出現舌炎或精神神經症狀，也應定期接受檢查，以免發生惡性貧血。

此外，以注射維生素 B_{12} 使惡性貧血變好後約一年左右，仍要每隔一～二個月

注射一次維生素 B_{12}，之後每隔半年注射一次維生素 B_{12}，否則會復發。切勿中途中斷，耐心持續接受治療極為重要。

再生不良性貧血

前面已敘述過幾種類型的貧血。在眾多貧血中，最惡質而不易治癒的要屬再生不良性貧血。為此日本厚生省（衛生署）在一九七二年指定再生不良性貧血為特定疾病，即所謂的難治疾病。

在一九九三年進行的全國調查顯示，日本的再生不良性貧血患病者人數推測約五千人。以年代別來說，從五十歲層起顯示增加傾向，七十歲層達到高峰。男女的差異，未滿三十歲者幾乎沒有，自此以後女性略高於男性。從患病人數五千人的數字可了解，再生不良性貧血並非患病人數很多的疾病，但和外國比較時，日本的患病率世界最高，大約是歐美的十倍。

再生不良性貧血的一大特徵，是在發病時不僅紅血球減少，連白血球、血小板等所有血球均會減少（再生不良性貧血中，有僅紅血球減少的所謂赤芽球癆的特殊疾病）。因此，有別於僅紅血球減少的貧血，症狀出現方式是複合性。

紅血球減少時，會出現起立暈眩、喘息等貧血症狀，臉色蒼白。白血球尤其是顆粒球減少時，對細菌的防禦力會下降，容易罹患感染症。血小板減少時，容易出血，除了鼻、牙齦、性器等出血之外，有時皮下也會出現紫斑。而且這些症狀有緩慢進展的傾向，因此當自覺症狀時，疾病通常已經頗爲進展。

那麼，爲什麼罹患再生不良性貧血時，所有的血球會減少呢？這是因爲再生不良性貧血是由血球根源的造血幹細胞異常所引起的。

如第一章所述，骨髓的造血幹細胞旺盛反覆分裂增殖，在此有各種各樣的造血刺激因子發生作用，有些變成紅血球，有些變成白血球，有些變成血小板。這種血球分化根源的造血幹細胞受到障礙時，就無法製造任何血球。

由此，診斷再生不良性貧血，是先以血液檢查來確認紅血球、白血球、血小板的減少，而且最後進行把針插入骨髓，抽出骨髓液來檢查的骨髓穿刺，以觀看骨髓的造血幹細胞的狀況。

那麼，治療被指定爲難治疾病的再生不良性貧血並不容易。如果較爲輕症，使用蛋白同化荷爾蒙就能見效，但重症就完全無效。爲此重症者一年的存活率只有三十%，剩下七十%的人一年內會死亡。

不過，最近數年來因治療法的進步，雖不能完全治癒，已能獲得極大改善。對提高重症者存活率做出貢獻的是如下二種治療法。

一種是完全更換骨髓的造血幹細胞的骨髓移植。有關骨髓移植，將在白血病一節詳述，利用這種方式，八十%左右的重症者能存活五年以上。

另一種治療法是免疫抑制療法。再生不良性貧血有時能某種程度了解原因，有時則不了解。以往被視爲原因的有放射線、苯等化學藥品，以及某種抗生物質。

最近發現其實再生不良性貧血的疾病，可能是體內存在攻擊造血幹細胞的淋巴球，所引起的自我免疫疾病。一般而言，淋巴球的任務是負責攻擊病毒等外敵或癌細胞的免疫機能。如果因某種原因使淋巴球的狀況失控發狂，開始攻擊自己的造血幹細胞，就是再生不良性貧血。

在疫學調查上有報告指出，再生不良性貧血的患者多半會罹患自己的淋巴球容易引起病變的疾病（風濕症或肝炎等）。實際上，對具有障礙性的淋巴球注射環孢子素或抗淋巴球球蛋白來加以控制，造血幹細胞就會復活而重新再造血。有資料顯示，投予抗淋巴球球蛋白時，對中等症再生不良性貧血的患者有七成的效果，對重症患者則有五成的效果。

如此，以往被視爲疑難雜症，很難治療的再生不良性貧血，因骨髓移植或免疫抑制療法，八成左右的患者得以存活。以往在眾人長期辛苦的努力下，終於有所回報。

另一種在最近闡明、引發專家們興趣的是懷疑再生不良性貧血與不應性貧血可能是同一種疾病。

近年來，在男性高齡者越來越多的骨髓異形成症候群（包括不應性貧血等五種疾病），是和再生不良性貧血一樣，因造血幹細胞異常所引起的疾病。被認爲是白血病前階段，病況也和白血病極爲相似。不過在骨髓異形成症候群中，只有不應性貧血和白血病有明顯差異。

本來所謂不應性貧血，是非以輸血才能改善的貧血群的總稱。最近了解骨髓移植或免疫抑制療法，對治療這種困難的不應性貧血非常有效。如同再生不良性貧血一樣，這些治療有效。由此，有專家認爲再生不良性貧血與不應性貧血，其實就是同一種疾病。

貧血有各種各樣的類型

前面已敘述各種類型的貧血。所謂貧血，就是在紅血球的生產過程或壽命發生問題時發生的疾病。因此，以下再次確認製造這種紅血球的過程，來彙整貧血的全貌。

紅血球是位於骨髓的造血幹細胞分化所製造的。如果這種造血幹細胞異常，造血機能下降的狀態，就是再生不良性貧血。其次，即使造血幹細胞正常，但促進分化的造血因子促紅細胞生成素不足時，也無法充分製造紅血球。促紅細胞生成素是在腎臟生產，因此腎臟有障礙時，就會導致促紅細胞生成素不足，造血幹細胞無法向紅血球進行分化而變成貧血，這就是腎性貧血。

造血幹細胞、促紅細胞生成素均正常發揮機能，就能順利分化成爲紅血球，但紅血球必須成熟才能正常發揮功能。而這種成熟不可或缺的是鐵、維生素 B_{12}、葉酸等三種。其中欠缺任何一種就會阻礙紅血球的成熟而變成貧血。如果缺乏鐵，就會變成缺鐵性貧血，如果缺乏維生素 B_{12}，就會變成惡性貧血，如果缺乏葉酸，就會變成葉酸缺乏性貧血。

這種葉酸缺乏性貧血在日本並不太多，因爲綠色蔬菜含豐富的葉酸，而一般人的飲食生活少有缺乏的情形。不過飲食不正常的酒精中毒者偶爾會出現，此外懷孕中也容易併發，尤其如果是每年生產，更容易陷入葉酸缺乏。實際上就有一年生三胎的女性因嚴重貧血被送到醫院，檢查結果正是這種葉酸缺乏性貧血。

此外，即使紅血球順利成熟，但因某種原因受到破壞所引起的是溶血性貧血。

總上所述，貧血的原因可彙整爲以下五種。其原因有先天性（內因性）和後天性（外因性）。

- 骨髓中製造紅血球的造血幹細胞異常。
- 將造血幹細胞分化成爲紅血球的造血因子促紅細胞生成素不足。
- 使紅血球成熟所需的鐵、維生素 B_{12}、葉酸等缺乏。
- 因某種理由紅血球被破壞造成的溶血。
- 體內的某部位持續引起的出血。

貧血的原因

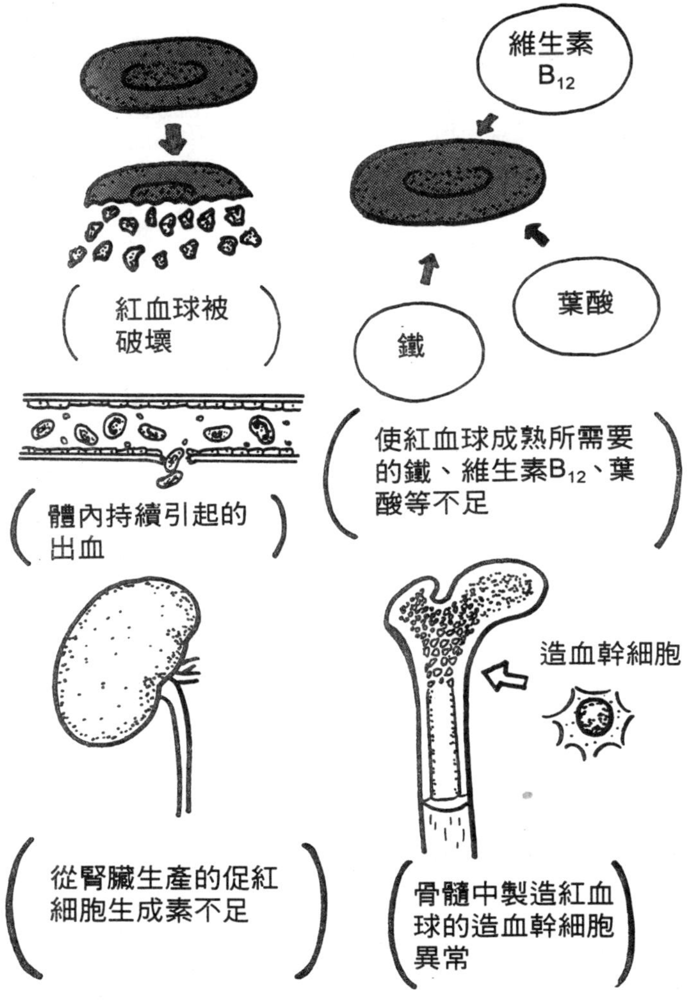
維生素B_{12}
紅血球被破壞
葉酸
鐵
體內持續引起的出血
使紅血球成熟所需要的鐵、維生素B_{12}、葉酸等不足
造血幹細胞
從腎臟生產的促紅細胞生成素不足
骨髓中製造紅血球的造血幹細胞異常

白血病已不再是「不治之症」

一聽到白血病，總讓人有「不治之症」的根深蒂固印象。白血病的確是難治的疾病，我從醫學系畢業剛當上醫師的時代，急性白血病一旦發症，百分之百的患者會死亡。不過近年來治療法的進步令人刮目相看，以往被喻爲不治之症的急性白血病患者八十％一旦好轉，其中約三十％的人可治癒而活下去。

白血病和再生不良性貧血一樣是因造血幹細胞異常所引起的疾病。兩者差異之處在於再生不良性貧血是因造血幹細胞顯著減少，使得從造血幹細胞所製造的血球逐漸減少，而白血病是因造血幹細胞異常，無法分化成爲血球，類似造血幹細胞的白血病細胞無限繼續增加。

通常白血球等血球或臟器的細胞是保持一定的數目，持續某一定的分裂增殖時，在某個階段就停止增殖。這種停止時期或分裂的次數，是取決於各細胞內的DNA帶來的遺傳資訊，以控制不製造超過必要的數目。萬一體內的細胞脫離這種控制（control），自己任意持續增殖時，將會引起何種狀況呢？那麼，胃腸或肺等臟器就不能維持本來具有的面貌或機能，而無法繼續有秩序的維繫生命。

然而現實上卻有不理會這種控制，突然出現無限制增殖的發狂細胞，那就是令人聞之色變的癌細胞。

癌細胞具有二種特異的性質。一種是脫離自己的控制而發狂，持續無限制增殖，另一種是癌細胞並非從外部侵入的外敵，而本來是自己身體細胞之一員。亦即，癌細胞雖然是構成自己的一員，卻自己脫離不受自己控制的細胞。因而也成為癌症治療上的一大阻礙。如果癌細胞不是自己的細胞，而是如病毒般的外敵，就能藉體內防禦系統的免疫系之力。但是，癌細胞是從正常細胞變化而成，因此免疫系統多半會誤以為是自己的正常細胞而加以忽略。

此外，抗癌劑治療經常導致嚴重的副作用，也是基於相同的理由。抗癌劑如果僅對癌細胞進行選擇性攻擊，當然最為理想，但是，實際上卻無法區別癌細胞與正常細胞，而一起攻擊，因而造成掉髮等各種副作用。

由此，癌細胞雖然是無限制增殖的發狂細胞，卻因戴著正常細胞的假面具而為非作歹，致使癌症治療增加困難性。

白血病之所以被稱為「血癌」，就是因脫離控制的白血球繼續增加到一般的二十～一百倍。健康的人白血球數每一立方毫米有五千～九千個。如果白血病發症，就會繼續增殖到十萬～五十萬個的龐大數目。

這種所謂「血癌」的白血病，大致可分爲急性與慢性二種。急性白血病如果不治療，數個月就會死亡，慢性白血病則數年會死亡，因而如此區分。以下首先說明惡性度非常高的急性白血病。

急性白血病

急性白血病是小孩與老人罹患頻率高的疾病。突然發病的情形多，出現伴隨惡寒的高燒，或牙齦出血、貧血症狀等各式各樣症狀爲其特徵。

實際上在貧血患者中，如果有出血難止、發燒等症狀時，就要懷疑是急性白血病，或再生不良性貧血，建議立即住院。不過，不齊備這些症狀發病的情形也不少，因此，本人不易察覺已罹患重病。從檢查血液的狀態，最後進行骨髓穿刺來確定診斷。

急性白血病的症狀

（有時不會出現所有的症狀）

• 貧血　• 牙齦出血　• 伴隨惡寒的高燒

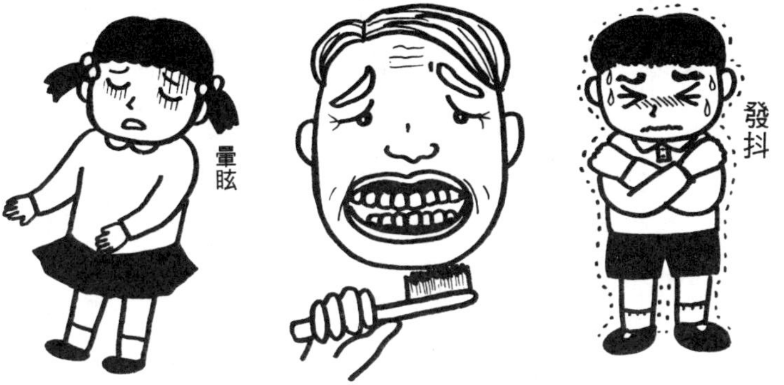

急性白血病是造血幹細胞癌化、惡性增殖的疾病。因此，癌化的造血幹細胞當然不會分化成爲正常的血球，僅製造未分化的白血球。而且這種未分化白血球會脫離造血因子等的控制，繼續無限制增加，最後佔據血球的製造工廠骨髓。結果抑制骨髓的正常造血機能，不製造紅血球或血小板、正常的白血球，出現貧血症狀或出血、對感染的抵抗力下降等各式各樣的症狀。

急性白血病，依其異常增殖的白血球種類，可區分爲骨髓性、淋巴性、單球性等三種。因此治療也視各個狀態或症狀來進行，不過，最普通的做法是組合數種抗癌劑的化學療法。這是以抗癌劑來攻擊癌化的造血幹細胞（白血病細胞），靜靜等待從剩餘的正常造血幹細胞分化爲正常的血球的治療法。

即使不全部殺死白血病細胞，只要製造正常血球的能力超過白血病細胞的增殖能力，那麼紅血球、血小板、正常的白血球均會增加，結果，出血或感染症等最麻煩的症狀也會消失。

如此，這種並非殺死所有的白血病細胞，而是恢復普通狀態到某種程度的稱爲緩解。如果要達到這種緩解，必須越過幾種障礙。就是讓貧血或感染症、出血等不再惡化的對策，以及和抗癌劑所帶來的副作用作戰，因此，不論醫師或患者，每天都需小心翼翼因應。而且在緩解後，爲使白血病細胞不再增加，還必須持續二年的抗癌劑維持療法。

總之，往昔被喻爲不治之症的急性白血病，如今發病後數個月就死亡的人已大爲減少。由於抗癌劑的化學療法以及後述的骨髓移植等治療法的進步，使轉爲緩解的患者越來越多。以小兒急性白血病來說，八～九成的孩童能較早達到緩解狀態，健康活過十年以上，更有完全治癒的案例。

急性白血病的新治療法「分化誘導療法」

雖然急性白血病的治療成績大爲提高，但在化學療法必須投予大量的抗癌劑，因此也會出現嚴重出血、掉髮的副作用，爲患者身體帶來不小的負擔。由此，白血病的專家絞盡腦汁尋找副作用少而且有效的治療法。結果出現幾種有希望的治療法，其中最令人期待的是，分化誘導療法。

一九九〇年在名古屋召開的中日血液研討會的會場上，中國上海醫科大學的王醫師等人，發表針對急性前骨髓球性白血病所嘗試使用的分化誘導療法的成績。所謂急性前骨髓球性白血病，是急性骨髓性白血病的一種，出血傾向極強，在抗癌劑的治療中容易引起腦出血等，可說是非常難治的白血病。對這種急性前骨髓球性白血病進行投予維生素A誘導體的 **all. trans. retinoic acid**（ATRA）的分化誘導療法時，據說在二十三人中有二十二人沒有出現任何副作用而完全達到緩解。

從傳統常識來說，王醫師所發表的資料令人難以置信。因爲很早以前就有分化誘導療法的嘗試，即使在試管中的實驗結果頗佳，但在實際治療上的有效率卻低，偶爾才有效。

以往嘗試的分化誘導療法，雖然同樣是使用維生素A酸（retinoic acid），但卻是體內不存在的順式CIS‧維生素A酸，而王醫師等則是使用體內本來就存在的all. trans. retinoic acid（ATRA）。歐美的西洋醫學是使用體內不存在的東西做爲藥物，而中國是中藥國家，因此使用身體本來就有的東西。這種構想常產生驚人的結果。

這種ATRA的效果後來在法國、日本均被確認。對急性前骨髓球性白血病患者投予ATRA時，嚴重的出血數日就消失，約一個月後在未出現任何副作用下順利達到緩解。實際上就有一個這樣的案例，使用在一名因月經出血不止來院的年輕女性身上時，就如處方維生素劑般的感覺，本人在毫不察覺白血病的狀態下達到緩解。

這種利用ATRA的分化誘導療法，是和以往的化學療法完全不同的劃時代治療法。使用抗癌劑的傳統化學療法，可說是殺傷所有不良白血病細胞的做法。而所謂的分化誘導療法，並非排除不良的白血病細胞，而是把未分化的白血球分化爲成熟的白血球的治療法。

急性白血病是造血幹細胞癌化，僅製造不成熟未分化的白血球的疾病。這種未分化的白血球壽命比分化成熟的白血球異常的長，增殖能力也高。如果把未分化的白血球導向分化，分化成熟的白血球到了一定壽命就會死亡，而成爲這種未分化到分化促進劑的就是ATRA，因此，由其作用的架構命名爲分化誘導療法。

在白血球的表面本來有接受ATRA的受容體，但如果罹患急性前骨髓球性白血病，這種受容體的感受度就會變遲鈍，僅來自食物中維生素A的ATRA就無法充分發揮效果，分化成爲未分化的白血球就不能進行。因此，如果補充多量的ATRA，感受度變遲鈍的受容體將受到刺激而大量促進分化，不久成熟的白血球就會結束壽命而死亡。

實際上，開始服用ATRA時，二、三天內就不再出血，不久白血球就開始增加。但接著這種來自於白血病細胞的白血球逐漸下降，而出現正常的白血球。

如此看來，分化誘導療法是將未成熟的不良白血球變成正常的成人白血球，以刑罰來說，可謂教育式方法。若以北風與太陽來比喻，就是如太陽般的治療法。

此外，從其他角度來看，分化誘導療法可謂某種夢幻治療法。這足以說明抗癌劑無效的難治胰臟癌或大腸癌等，將來也可能出現把胰臟的癌細胞變成正常細胞的

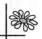

藥物，或把大腸癌細胞恢復成爲正常細胞的治療法。

慢性白血病

相對於造血幹細胞癌化，未成熟未分化的白血球增殖的急性白血病，慢性白血病是比較成熟的白血球增加爲其特徵。可大致分爲骨髓性與淋巴性，淋巴性慢性白血病是歐美非常多的疾病，但在日本卻很罕見。在日本一提到慢性白血病，多半是指骨髓性，而且以中高年齡居多。

這種慢性骨髓性白血病和其他白血病最大的不同是紅血球、血小板、白血球均來自於癌化的造血幹細胞，但是，還能保持血球機能到某種程度。爲此，不會變成嚴重的貧血，至末期前血小板仍能保持正常或反而增加，因此不會有出血症狀。

如此一來發症較爲緩和，雖有倦怠、輕微發燒、容易疲勞等症狀，也不會察覺是慢性白血病，因而易被忽略。

以往要等到白血球數目增爲五十萬個或六十萬個才發現的情形很多，但近來因健康檢查普及，只要稍微超過一萬個就能發現出來。

〔白血病的白血球〕

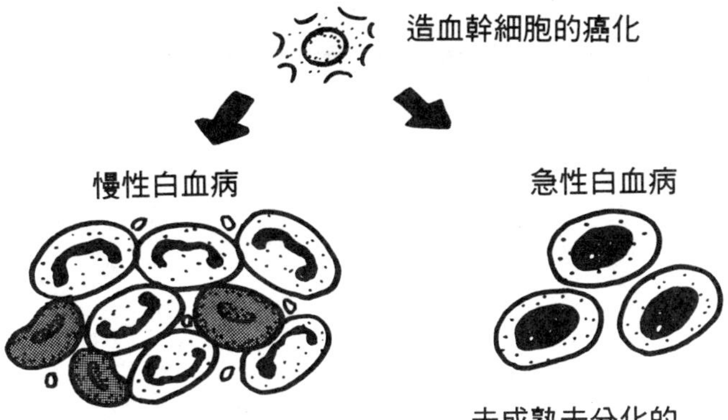

總之，罹患慢性骨髓性白血病時，白血球會增加許多。通常白血球數目是每一立方毫米五千～九千個，而患病時會增加到十萬～五十萬個。由此，因慢性骨髓性白血病癌化的造血幹細胞的分化能力，雖能維持某種程度，但保持一定數目的調節機能卻引起異常。迄今已開發出各種藥物，因此減少異常增加的白血球已不再是難事。

不過僅減少白血球並不代表癌化的造血幹細胞就恢復正常。如果持續僅減少白血球的治療，大約三年半左右就會從慢性白血病急性轉化爲急性白血病，如此一來病情進展迅速，就不可能治療。爲避免這種最糟的事態，必須在轉化爲急性白血病之前，就設法使造血幹細胞恢復正常。而由此所想出來的是利用骨髓移植或α．干擾素的根本治療。

應該有不少人聽過α．干擾素（interferon）的藥名，這是以往做爲夢幻抗癌劑，效果備受期待的藥劑，但卻辜負人們的期待，實際的抗癌作用並不顯著。然而從許多的臨床治療實驗得知，對肝炎與慢性骨髓性白血病等二種疾病非常有效。

罹患慢性骨髓性白血病時，α．干擾素對因體力問題等不能接受骨髓移植的高齡者尤其有效。而且令人驚訝的是，以普通抗癌劑很難改善的慢性骨髓性白血病的異常染色體，能以α．干擾素獲得改善。

慢性骨髓性白血病併發症時，在二十三對染色體中會出現非常小型的染色體。這種異常染色體因最初在美國費城發現，而被命名爲費城染色體，由於成爲診斷慢性骨髓性白血病的王牌，而被喻爲「惡魔的印記」。

只要投予α．干擾素，這種費城染色體就會減少。由於在骨髓移植是更換骨髓，因此，費城染色體當然也會消失。不過爲何以α．干擾素能使費城染色體消失呢？其機制尚未解明。

此外，也認爲必須消滅所有費城染色體才能根治，投予α．干擾素雖僅能減少三成左右，但很難轉化爲急性，因此，具有充分的延命效果。結果投予α．干擾素的存活率高達六十～七十％，獲得不下於骨髓移植的成績。

實際上，我所負責診治的慢性骨髓性白血病患者中，在投予α．干擾素後健康活過十多年以上的有二人。這二人都是在十多年前參與α．干擾素臨床治療的患者。當時注射α．干擾素時，有不少患者因出現發燒等副作用，而對此治療怯步。嘗試效果不太清楚的藥物，對患者來說確實需要很大的勇氣。因此，新藥的臨床治療實驗也飽受各種批判，不過嘗試新藥不僅可能爲自己帶來幸運，也能造福其他患者。

白血病是何種原因引起

以往急性白血病若不治療，只有數個月可活，連慢性白血病也只能活數年。現在因治療法的進步而大爲改觀，不論是急性或慢性，健康活過十年以上的患者越來越多。

不過，白血病到底是何種原因引起的？急性與慢性的病情雖不同，但根源卻一樣，就是造血幹細胞的癌化。造血幹細胞的癌化和某種一定的基因變化有關，依這種基因變化，如果分化爲血球的能力下降，就是急性白血病，如果即使分化能力能維持到某種程度，但數目的調節機能發生變調，就是慢性白血病。

使這種造血幹細胞的基因變化的原因已闡明幾種。首先是放射線。例如，在廣島、長崎被炸後的十年間，急性、慢性白血病的患病率均增加。調查自此以後十年間白血病的患病率時，則逐漸減少，這足以說明被炸所引起的放射線的影響，使得白血病的患病率出現差異。在兩市所投下的炸彈種類不同，廣島是中子多的放射線，長崎是γ線（gamma rays）多的放射線。因此有資料顯示，在廣島慢性白血病比急性多很多，長崎則沒有太大差異。

一九八六年在前蘇聯的車諾比所發生的核能外洩意外，雖迄今尙在調查中，但有可能也會像廣島、長崎般增加白血病的患病率。只不過暴露在多少放射線下才會發病，到達多少量才安全，這些細節尙有待釐淸。儘管如此，暴露在大量放射線下的人，發生白血病的機率確實高於未暴露在放射線下的人，因此，奉勸各位切勿無謂暴露在放射線下。

使基因變化的另一種原因是病毒（virus）。與病毒有關爲人所知的白血病，就是在四國或九州等西日本常見的成人T細胞白血病（ATL）。這種疾病是從AT

L病毒帶菌者母親，經由母乳感染孩子，這種孩子一千人中有一人左右會在五十歲層發生白血病或淋巴瘤。過去就已了解動物身上存在這種白血病病毒，但在人類身上首次發現的是這種ATL病毒。

成人T細胞白血病令人感到不可思議之處，是長大成人後即使因性行爲或輸血感染ATL病毒，也不會發病。是否從感染到發病需要某些時間，還是有其他理由呢?其實只要在孩童時期不感染ATL病毒，就不會發症。

因此，愛滋（HIV）會因夫妻間感染而發症，而ATL卻不會發症。只不過會成爲病毒帶菌者，所以，有感染給孩子的問題。和白血病有關的病毒還有其他各種案例，但現在特定爲人類白血病的只有這種ATL病毒。

藥劑也是使基因變化的原因。英國的產業革命當時，處理有機溶媒的工人之間，頻發白血病等血液異常疾病，由此，迄今有機溶媒處理工人必須每年接受一次血液檢查。

所謂有機溶媒，就是在化學構造上具有苯環、有香甜味的稀釋劑或苯等。在日本有年輕人吸食稀釋劑，但這種行爲不論對腦或對血液都非常危險。

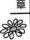

骨髓移植的進步使白血病能完全治癒

由此，所謂白血病，是因放射線或病毒等某種原因，使造血幹細胞的基因產生變化，細胞癌化的疾病。以致在沒有抗癌劑的時代，急性白血病成爲百分之百致死的「不治之症」。然而隨著開發出各種抗癌劑，白血病治療終於露出曙光，六～八成的患者能恢復到緩解狀態。

只不過從緩解再進展到完全治癒的人，僅占緩解的三成左右，其餘七成的人仍會因某種型態的復發而死亡。此外，就連經過數年的慢性白血病，一旦引起急性白血病般的急性轉化，也一樣無法可施。爲設法防止這種最糟的事態，所開發出來的是全部更換造血幹細胞的骨髓移植。提到骨髓移植，一般人可能會以爲是如同移植心臟或肝臟等臟器一樣，切骨來移植。但其實是從健康的提供者（捐贈者）採取骨髓液，以點滴方式輸注給患者。

當然不是任何人的骨髓液均可使用，如果白血球的血型ＨＬＡ型（參照第六章一七八頁）不吻合，就會引起排斥反應或移植片——宿主病（ＧＶＨＤ：參照第六章一八二頁）。多數情形是從吻合HLA型的兄弟姊妹提供骨髓，不過就連是兄弟姊妹，吻合HLA型的機率也僅四分之一。在少子化傾向使兄弟姊妹減少的現今，從兄弟姊妹中獲得骨髓提供也越來越困難。

於是應運而生的是捐贈者銀行的構想。在成立捐贈者銀行之前，每個人檢查HLA型的費用約三萬日圓，如果骨髓提供者有一千人，就要花費三千萬日圓的檢查費用，而這一千人中適合HLA型的機率並不高。在理論上，非血緣者間適合HLA型的機率是八萬人比一人的比例，因此，只要事先登錄八萬人的HLA型，從中應能找到一名適合者。於是日本骨髓銀行在一九九一年成立時，就以登錄八萬名捐贈者為目標。

自成立已經過九年多，由於大家努力的結果，日本骨髓銀行的登錄者已遠超過八萬人，高達十二萬人，而且可透過電腦和美國或韓國等地的捐贈者銀行連線，找到吻合HLA型提供者的機率高達八成以上。

骨髓移植自一九七〇年代起在全世界進行，日本國內迄一九九九年九月底為止，已實施二二三七例。依據日本骨髓銀行的報告，急性骨髓性白血病如果在第一次紓解狀態時進行骨髓移植，四年存活率可達到七十%以上，急性淋巴性白血病則有六十％的治療成績。

骨髓移植的問題點

骨髓移植的登錄者越來越多，骨髓移植的治療成績似乎也順利演變，不過並非完全沒有問題。

首先是提供者方面的問題，要能實際提供需要。向捐贈者銀行登錄的人是基於個人的善意，因此，在實際提供骨髓的階段也能自由拒絕。此外，採取骨髓是把注射器插入提供者的腰骨，抽出位於骨骼內部的骨髓液五百～一千cc。由於是在全身麻醉下進行，因此需要住院四、五天，假使提供者的身體狀況不佳或懷孕時，就不能實施。

由此，骨髓移植是從自願捐贈者篩選出適合的提供者，獲得適合者同意來進行移植。因此有時就算找到適合者，也可能因健康上的理由或個人的狀況，未必能取得提供者的同意。有時即使較爲順利獲得同意，通常從篩選提供者到移植也要花上數個月的時間。

至於接受骨髓移植方面的問題點如下。進行骨髓移植的患者，在移植前必須接受強力的放射線與抗癌劑的治療。這種治療有二種目的，一種是消滅所有位於骨髓的不良造血幹細胞，即白血病細胞，另一種是抑制患者本身的免疫力，使移植的骨髓不受到排斥。

然而因爲是頗爲強力的放射線與抗癌劑，所以會出現各種副作用，造成障礙。譬如因抑制免疫力而罹患感染症，因照射放射線而不分泌唾液，罹患口腔癌使進食時感到疼痛，全身出現倦怠感。實施骨髓移植後二週左右，正常的造血幹細胞就開始增加，三週左右患者就恢復活力，不過在此之前，必須持續忍耐感染症或副作用所引起的發燒、倦怠感。

由此，接受骨髓移植需要有耐得住副作用的體力，因此，以往僅對年輕患者進行骨髓移植。不過近年來因無菌室等移植後的管理進步，通常五十歲上下的患者也能進行，只不過在年齡、體力上仍有不少制約亦是實情。

爲改善這種骨髓移植的問題點，盼能以更快更少副作用的方法注入正常的造血幹細胞，所想出來的是利用胎兒的臍帶或胎盤的「臍帶血移植」。

此外，爲降低提供者全身麻醉的負擔，也逐漸實施從血親等末梢血管採取的

「末梢血幹細胞移植」的新治療法。

新型的造血幹細胞移植

所謂臍帶血移植的臍帶血，就是臍帶和相連的母親胎盤，所含的約八十毫升血液。胎兒經由這種臍帶血，吸收成長所需的營養或氧氣，由於胎兒期的造血活動很活潑，而含有豐富的造血幹細胞。把這種臍帶血如同普通輸血一樣，從手臂的靜脈注入，就是臍帶血移植。

臍帶血移植是一九八八年法國的醫療小組首次對貧血的少年患者實施。自此以來，因具有骨髓移植所沒有的各種優點，而受到專科醫師極大的期待。臍帶血移植的最大長處是比骨髓移植帶給提供者較小的負擔，而且找到自願捐贈者到移植的時間也較短。

由於移植所使用的臍帶或胎盤是隨著生產而來的，因此在採取時不會爲提供者帶來負擔。而且這種臍帶血可冷凍保存，只要發現適合者，就可將保存分順利移植。從自願移植到移植所需的時間，骨髓移植要花上數個月，而臍帶血移植較短，只要約二週左右的時間。

另外還有一點，就是有關讓患者在移植後受苦的移植片——宿主病（ＧＶＨＤ），據說臍帶血移植較不會引起。這種不易引起ＧＶＨＤ以及到移植的期間短，對希望移植的患者來說，可謂非常難能可貴。

不過，臍帶血移植也有缺點。相較於骨髓移植，可採取到的造血幹細胞的絕對數少。爲此，臍帶血移植的對象容易侷限在移植必要量較少的十五歲以下的孩童。此外，移植後臍帶血的造血幹細胞開始成長增殖也比骨髓移植晚，約三週到一個月後，這也是不利點。即使有這些缺點，但具有能加以彌補及足夠優點的臍帶血移植，仍是現今最受各方期待的治療法之一。

一九九九年八月，日本國內八所臍帶血銀行共同設立「日本臍帶血銀行網路」。今後除了能以電腦集中、管理臍帶血的ＨＬＡ型資訊之外，也能制定採取或保存方法等統一的基準，以在五年間保存二萬個臍帶血爲目標（臍帶血移植的情形，據說只要有二萬個，九成的患者就能找到適合的ＨＬＡ型）。

迄今，全世界臍帶血移植已經實施將近一千例。日本從一九九四年起至今，已實施約一五〇例。由於症例數少，有專家對實施持慎重的看法，不過今後隨著臍帶血銀行的擴大將增加移植例，因此，期待其有效性或信賴性的提高。

在歐美經常實施的是末梢血幹細胞移植。這是對健康的血緣者或提供者，投予能增加血液中造血幹細胞的藥劑（顆粒球群體刺激因子＝G－CSF）後來抽血，如輸血般的移植方法。這種治療法最近在日本也獲得認可，可能會廣泛實施。

末梢血幹細胞移植比起骨髓移植，有幾項優點。最大的優點是在採取時不需全身麻醉，可減少提供者的負擔。除此之外，也有移植後血球恢復迅速等優點。如此一來可省下不少醫療費。

但這種方法有一個問題，就是缺乏長期觀察提供者受到G－CSF影響的資料。歐美過去曾對許多人投予G－CSF，至今尚未發生大問題。

最近備受矚目的方法是所謂「minitransplant」的移植方法。所謂 transplant，即移植之意，冠上 mini 後的 minitransplant，就是「簡單移植」之意。

首先對接受移植的患者投予輕微的抗癌劑，使癌化的造血幹細胞變弱。在此主要進行末梢血幹細胞移植。移植後，不良的造血幹細胞與移植的造血幹細胞暫時會共存，但不久正常的造血幹細胞會攻擊因抗癌劑而衰弱的不良造血幹細胞與白血病細胞等癌細胞，加以排除。也就是免疫療法之一。對慢性骨髓性白血病以及低惡性度的惡性淋巴瘤（參照次項）尤其有效，由於副作用少，因此，對高齡七十的患者也能實施，而且肝臟、心臟、腎臟等臟器有病的患者也能實施，所以受到極大期待。最近有報告顯示，三名轉移全身的腎癌患者在接受這種治療後獲得改善，因而令人矚目。

不過，血緣者適合HLA型的機率低是一大難題。因此，這勢必將成為今後的課題，期待將來最好能從捐贈者銀行進行末梢血幹細胞移植。

惡性淋巴瘤

惡性淋巴瘤，是位於淋巴節（舊名為淋巴腺）中的細胞癌化的疾病。在淋巴節中癌化的細胞，是白血球之一的淋巴球，這種淋巴球無限制增殖的疾病就是惡性淋巴瘤。雖然患病的頻率低於白血病，但近來在高齡者有增加的傾向。

惡性淋巴瘤有幾種，可大致分為以人名做為病名的霍奇金氏病（**Hodgkin's disease**）、非霍奇金氏淋巴瘤。兩者的差異在於增殖的淋巴球種類的不同。

在骨髓誕生的淋巴球有在不同環境成長的T細胞與B細胞二種。在位於所謂胸

T細胞與B細胞的淋巴球

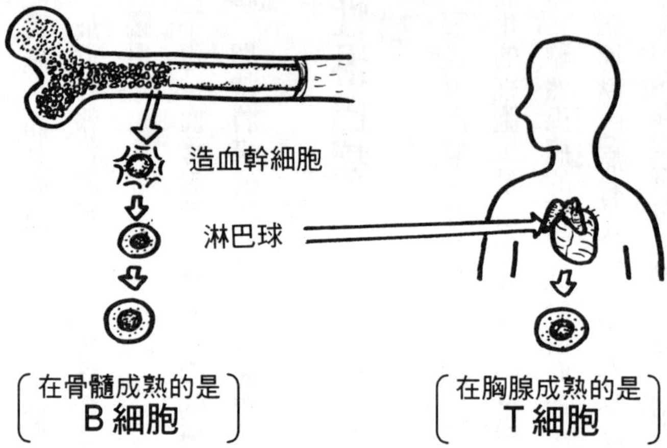

腺的如覆蓋心臟上方的小臟器成熟的就是T細胞（T是胸腺〔Thymus〕的頭一個字），在骨髓成熟的是B細胞（B是骨髓〔Bone marrow〕的頭一個字）。二者都是身體免疫系統不可或缺的淋巴球，負責攻擊侵入的細菌等外敵的任務。

霍奇金氏病的一部分已被證明是B細胞的腫瘤，但大部分是來自T細胞或是B細胞，則尚未解明。非霍奇金氏淋巴瘤有B細胞的腫瘤與T細胞的腫瘤。雖然頻率低，但位於淋巴節的NK細胞（Natural Killer Cell）有時會變成腫瘤。所有類型都會出現淋巴節腫大的特徵，然後擴散到全身的淋巴節。

一般來說，頸部淋巴節腫大的情形爲最多，其次擴散到腋下或鼠蹊部，最後侵入肝臟或骨髓等其他臟器。

肺癌等其他臟器的腫瘤如果轉移淋巴節，治療就非常困難，不過治療在淋巴節本身發生的惡性淋巴瘤，則有許多方式，並不太困難。尤其有關霍奇金氏病，據說七十五％能治癒。

霍奇金氏病如果是初期，是組合利用抗癌劑的化學療法與放射線照射的治療，病情如果進展，則以抗癌劑來治療。抗癌劑治療是進行所謂的ＡＢＶＤ療法，這是取自四種藥頭一個字的併用療法。Ａ是 **adriamycin**（阿黴素）的藥，乃取自亞得利亞海名稱的紅色藥。雖有強烈的嘔吐或掉髮等副作用，卻非常有效。

如果這種治療無效，或即使有效卻仍會很快復發，就進行骨髓移植或末梢血幹細胞移植。此時，就不是進行血親或捐贈者銀行的移植，而是實施移植自己的骨髓或末梢血幹細胞的治療。亦即先把患者自己的骨髓或位於末梢血的造血幹細胞取出體外，冷凍保存。接著對患者投予大量的抗癌劑，殺死癌化的細胞。

因爲如果不這麼做，白血球的恢復恐會不良，在此進行將冷凍保存的骨髓或末梢血幹細胞送回體內的治療。如此一來，一週後左右，正常的造血幹細胞就開始增殖，病情也獲得改善。

另一方面，非霍奇金氏淋巴瘤尚未出現霍奇金氏病般的治療成績。非霍奇金氏淋巴瘤可區分爲低惡性度群、中惡性度群、高惡性度群，在日本成爲問題的是，中惡性度群或高惡性度群的惡性淋巴瘤比歐美多。最近在治療上終於有所進展，利用所謂CHOP療法，是取自四種藥頭一個字的併用療法，能使中惡性度群六十％的患者病情有所改善，而且這其中四十％左右的患者能夠完全治癒。

但如果和霍奇金氏病一樣，碰到難治或復發的情形，則經常進行併用大量化學療法的自己末梢血幹細胞移植。

此外，有關低惡性度群，即使不接受任何治療，也能夠存活十年以上。這對高齡者來說不是問題，但如果是年輕患者，就有必要延長壽命。由於開發出使用末梢血幹細胞移植的 **minitransplant** 的治療，或使用特殊 **monochlonl** 抗體的治療法，使得年輕的低惡性度群患者也能寄予希望。

多發性骨髓瘤

這是迎接高齡者而且男多於女的高齡化時代的日本，今後可能越來越多的疾病。實際上近數年來，患者人數急遽增加。

罹患多發性骨髓瘤時，在骨髓中癌化的形質細胞會異常增殖，在全身骨髓造成許多結節。當這種癌化的形質細胞所引起的結節開始破壞骨骼，輕微衝撞或上下公車等對骨骼稍加壓力時，就容易發生骨折。

而且從骨骼的破壞處會溶出大量的鈣質，這種高鈣血症會引起神經症狀，當鈣質沉澱在腎臟時，就會引起腎臟障礙。

此外，形質細胞是從淋巴球分化的細胞，具有製造免疫球蛋白的功用。當這種形質細胞一直異常增殖時，同時也會大量製造免疫球蛋白，結果就會如第二章的「導致黏稠血液的各種要因」一節所述，因大量的免疫球蛋白促進紅血球的聚集，而提高血液黏度。當血液變黏稠時，眼底或腦血管就容易阻塞，而引起失明或意識障礙等重病。而且免疫球蛋白也會引起腎臟障礙。

治療在基本上是實施藥物療法。組合各種抗癌劑與α・干擾素的併用療法有效，恢復到緩解狀態的人占三十％，而接近緩解狀態的人更占六十％，合計九十％的人能獲得某種程度的效果。

只不過觀看長期延命效果時，五年存活率僅五十％左右，尚有改善的餘地。採用冷凍保存自己的末梢血幹細胞，以大量的抗癌劑治療之後，在送回體內的治療，今後的可能性將大增。迎接高齡化時代之際，相信多發性骨髓瘤的對策會越來越多，因此必須及早因應才是。

紅血球增加症

顧名思義，就是血液中紅血球增加的疾病，亦稱爲多血症。如第二章所述，有因血漿減少而紅血球看似相對增加的壓力紅血球增加症，以及紅血球數絕對增加的真性紅血球增加症。

診斷基準是檢查血液中的紅血球數、血紅蛋白濃度、表示紅血球容積的血流比容計值是否增加到超過正常範圍。正常範圍通常是血液一立方毫米中的紅血球數，男性約五〇〇萬個，女性約四五〇萬個，一分升中的血紅蛋白濃度，男性約十六公克，女性約十四公克，血流比容計值男性爲三十九．九～四十八%，女性爲三十四．九～四十四%。

如果超出這些正常範圍，男性的三種值分別爲六〇〇萬個、十八公克、五十四

％以上，女性的三種值分別爲五五〇萬個、十六公克、四十七％以上，這種狀態就被視爲紅血球增加症。

血液中的紅血球數絕對增加的原因，首先令人想到的是具有促進製造紅血球功能的造血因子促紅細胞生成素的產量增大。

而其架構有二種，一種是在腎臟、肝臟、小腦形成腫瘤，由此逐漸增產促紅細胞生成素。另一種是因心臟或肺的機能下降而無法順利供應氧氣，爲了加以彌補，在腎臟大量製造促紅細胞生成素。

心臟不好的人，有時會出現嘴唇發紫等所謂發紺的症狀，這是因血液中的氧氣不足，使促紅細胞生成素的產量增大，結果增加紅血球數所引起的。

此外，紅血球增加症有時會在同一家族多發。依據北歐報告的案例顯示，有某家族的人天生紅血球數就多，該家族一名成員還因此成爲滑雪距離競賽的選手，更拿過奧運及世界錦標賽的冠軍。其實已經闡明這種家族性所引起的紅血球增加症和促紅細胞生成素有關。

成爲紅血球泉源的造血幹細胞的表面，存在促使促紅細胞生成素結合的接收體。這種接收體的促紅細胞生成素感受性如果因某種原因增高，即使促紅細胞生成素未增加，但一點稍微的刺激就會製造大量的紅血球。

所謂家族性紅血球增加症，就是因基因的突然變異使接收體的促紅細胞生成素感受性增高，而在遺傳上被加以繼承的狀態。不只是這名北歐的滑雪選手，那些打從孩童時代起就擅長長跑或體育的人之中，或許本來就有促紅細胞生成素感受性增高這樣的遺傳吧！

有和促紅細胞生成素關係密切的紅血球增加症有關，反之也有與此完全無關而增加紅血球的疾病，就是如同慢性骨髓性白血病遠房親戚般的，所謂真性紅血球增加症，其特徵是不僅紅血球增加，連白血球、血小板也都增加。由於病情的進展緩慢，不會突然致死，可是因紅血球過度增加而使血液變得黏稠，容易引起腦梗塞或心肌梗塞。

真性紅血球增加症如果必須治療，是進行放血。所謂放血，就是輸血的相反，每次抽四百cc左右，分幾次抽出血液的治療。如果持續放血的治療到某一階段，紅血球數就不會增加。但由於鐵質會連同血液一起抽出，以致生產紅血球所需的鐵質會減少，而無法製造紅血球。

由於這種放血能防止高頻率引起的腦血栓或心肌梗塞等血管阻塞的疾病，而能改善目眩或頭暈等真性紅血球增加症的自覺症狀。

此外，如果是伴隨促紅細胞生成素分泌過剩的紅血球增加症，當然必須悉心治療成爲分泌過剩原因的心臟病或腎臟病。

容易出血的疾病

這是流鼻血或牙齦持續出血，在皮膚經常出現紫紅色的紫斑（皮下出血斑），以及小傷口卻出血不止等容易出血的疾病。出現容易出血的狀態時，輕則不必擔心，重則若不治療就會致死，大致可分爲以下三種類型。

- 血管壁變弱等血管異常引起的出血。
- 血小板減少引起的出血。
- 血液凝固所需的血液凝固因子異常引起的出血。

以下依序來說明：

血管異常引起的出血，最多的是血管性紫斑病。孩童發症的頻率高，隆起的許多紫斑主要出現在下肢，有時會伴隨關節痛或腹痛。

〔血管異常引起的各種出血〕

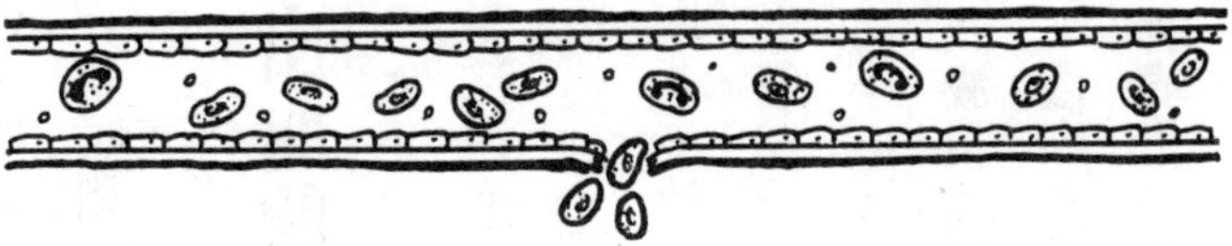

老人性紫斑病

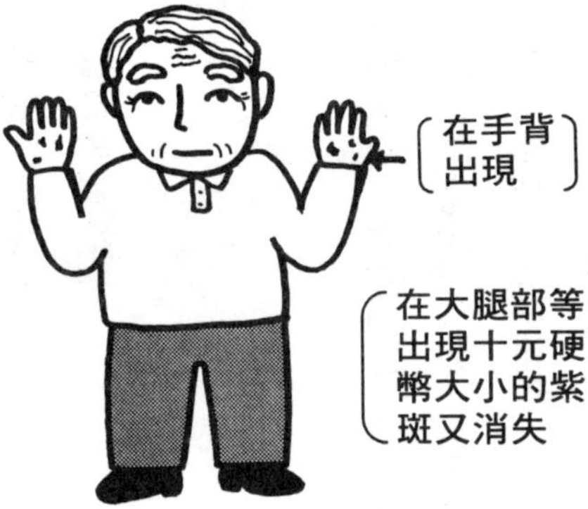
在手背
出現

女性藍斑症候群

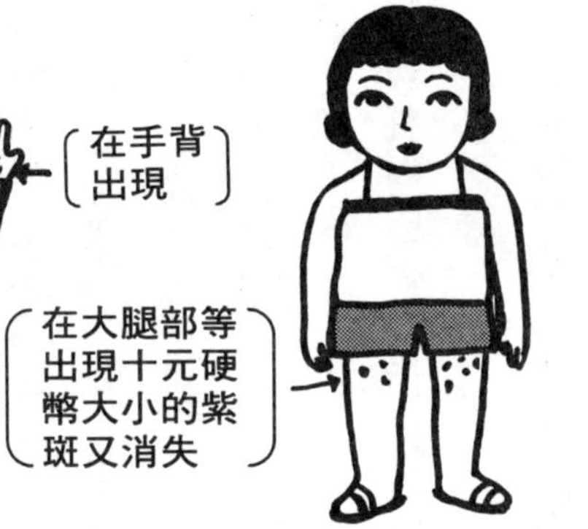
在大腿部等
出現十元硬
幣大小的紫
斑又消失

血管性紫斑病
（孩童較常發病）

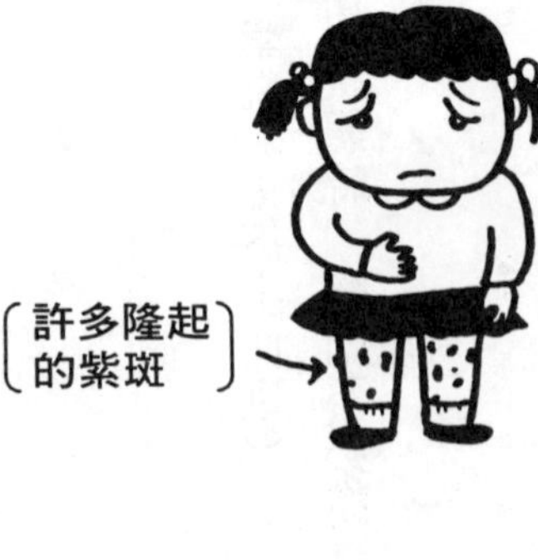
許多隆起
的紫斑

原因被認爲是過敏反應引起的毛細血管障礙，細菌感染或藥物爲誘因。治療上使用副腎皮質類固醇荷爾蒙劑，雖然症狀嚴重，但預後良好，如果症狀輕，就能自然治癒。

年輕女性在大腿部不知不覺長出十元硬幣大小的紫斑，又不知不覺的消失，因而稱爲女性藍斑症候群，引發的原因容易和生理有關。由於坊間將其比喻爲「被鬼擰」，因此不必太擔心。

老人性紫斑病也不需太擔心。隨著年紀漸長，皮下脂肪也減少，保護血管的組織萎縮，因此，只要更直接在毛細血管加上壓力，就容易引起皮下出血，可謂一種老化現象。尤其在手背出現最多，因反覆數次出現紫斑而變成黑斑爲其特徵。

儘管從毛細血管出血引起的紫斑病症狀不需太過擔心，但有時背後可能隱藏重症，因此，最好找專科醫師診斷爲宜。

特發性血小板減少性紫斑病

血小板在出血時具有黏在損傷的血管壁來阻止出血的功能。這種血小板若因某種原因減少，變成容易出血的狀態，就是特發性血小板減少性紫斑病。

通常血液一微升中有二十萬個血小板，因此，當這種血小板數變成五萬個以下時，就會經常出現流鼻血或牙齦出血、皮下出血，如果減少到三萬個以下，就會提高腦出血、腸管出血等危險性。

特發性血小板減少性紫斑病，是較常出現在比較年輕的人，而且是女性身上的慢性型，以及較常出現在孩童身上的急性型等二種。慢性型是不好治的疾病，但現在利用投予副腎皮質類固醇荷爾蒙劑來治療，有約三十%的患者能治癒，如果摘除脾臟，有約七十%的患者能治癒。摘除脾臟是使用腹腔鏡的方法來動手術，因此傷口小，恢復也快。

孩童較多的急性，被認爲和一種病毒感染有關。特徵是在如同罹患感冒般的症狀之後引起。不過，最近也出現在高齡者身上。日昨有一位八十八歲的老婦被救護車送來醫院，她身上有點狀出血斑，牙齦出血不止，糞便也因出血而變黑。

這種急劇發症、症狀激烈的特發性血小板減少性紫斑病，必須迅速以血小板輸血等方式來治療。

有關原因，雖認爲可能是自己的免疫細胞產生攻擊自己血小板的抗體，亦即自我免疫疾病之一種，但有些症例卻不能以此來說明，因此迄今尚未闡明。至於在病名冠上「特發性」，是指原因不明突然發病之意，這種特發性血小板減少性紫斑病被指定為難治疾病。

血友病

血友病，是先天缺乏使血液凝固止血時所需的血液凝固因子引起的疾病。這是容易出血的代表性疾病，有血友病A與血友病B二種，缺乏血液凝固所需的第Ⅷ因子的是血友病A，缺乏第Ⅸ因子的是血友病B。

血友病主要是藉由母親、僅男性發症的伴性劣性遺傳（伴性遺傳＋劣性遺傳）的形式遺傳。所謂伴性遺傳，就是因這種基因存在性染色體上，而和男女性別有關引起的遺傳。

通常基因在位於細胞核中的染色體上是以一定順序排列。染色體數合計四十六個，從父親與母親各繼承二十三個成對，其中二十二對、四十四個稱為常染色體，其餘的一對稱為性染色體。

顧名思義，性染色體就是決定男女性別的染色體，有X與Y二種，其組合如果是XY，就是男性，XX則爲女性。

血友病的基因是存在性染色體中的X染色體上。這種X染色體是從母親遺傳給孩子，但如果從父親遺傳的另一個X染色體正常，那麼正常的X染色體就會抑制具有病態基因的X染色體，孩子就不會發病。這種遺傳形式稱爲劣性遺傳，而雖擁有病態基因，卻不發症的情形稱爲帶因者。

亦即，女性的性染色體是XX，因此只要雙親任何一方具有正常的X染色體，即使成爲帶因者，也不會發症。另一方面，男性的性染色體是XY，因此無法抑制病態基因，以致發生血友病。如果女性在父母雙方的X染色體上均存在血友病的基因，當然也會發病。不過在現實上非常罕見，除非父親是血友病，母親是帶因者，或雙親均爲血友病的組合，否則不會發生。

由此看來，血友病通常是男性的疾病。以往歐洲的皇族中有血友病的家族，英國或德國、俄國等均有王子罹患血友病。

曾有一名叫做拉斯布金的怪僧，藉口以禱告方式來治療王子的血友病，討好沙皇，達到其操控權力的目的。由於血友病會受到精神上的影響，因此有時症狀會稍微減輕，這名怪僧就偶爾加以利用，藉故想幫助血友病的王子，以便爲所欲爲，結果俄國王朝因此而荒廢。

血友病的治療必須補充所缺乏的血液凝固因子。除非爲血友病A注入第Ⅷ因子，爲血友病B注入第Ⅸ因子，否則會因受傷或拔牙等而出血不止，引起嚴重事態。

在實際的治療上，因第Ⅸ因子安定，所以只要輸保存血就能充分見效。但是第Ⅷ因子不安定，使用保存血會喪失活性，必須使用新鮮血。可是緊急時來不及，因而開發出血液濃縮製劑，也因此而引起眾所周知的HIV（愛滋）問題。

現在是使用所謂基因重組型，在試管內以人工方式製造第Ⅷ因子。這麼一來就完全不必擔心HIV感染。有關第Ⅸ因子，因患者少而仍處於開發階段。相信不久將出現基因重組型的第Ⅸ因子，以及其他凝固因子血纖維蛋白原、血漿蛋白的清蛋白等血漿製劑。如果再進步，以人工方式製造血小板或紅血球、白血球也不再是夢。

現在爲了治療血液的疾病，使用各種血液製劑，或是輸血或骨髓移植等依賴他人提供血液或骨髓。在人的血液中，應該還有不少病毒等未知的東西，以安全的顧慮來說，期待能走向不需使用血液製劑，不依賴他人的輸血或骨髓移植的方向。

所謂基因重組這種未知的技術，當然也不是沒有危險性或副作用等堆積如山的問題，不過一旦逐一解決這些問題時，相信將來利用基因重組技術，以人工製造出血漿成分、血球、骨髓的時代必定來臨。

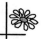

第五章

使血液健康的飲食與運動

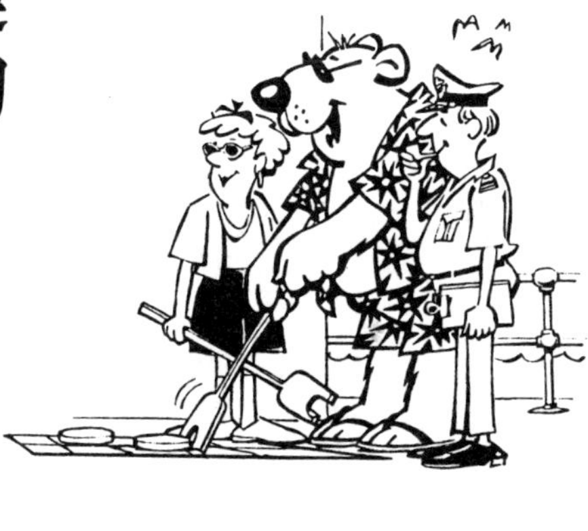

大部分的貧血能以飲食防範於未然

爲了保持血液的健康，預防血液的疾病，平時的飲食或生活具有極重要意義。首先說明血液疾病中最多的貧血的預防與對策。

如第三章所述，調查某女子大學六百名新生的血液時，發現約一成有明顯的貧血。接著在一年後又調查被診斷爲貧血的女學生是否有接受治療，發現半數的人未接受治療。檢查的目的之一，是爲了及早發現貧血等疾病，以便及早因應，免得變成重症。因爲貧血只要接受治療，那些容易疲勞或肩膀僵硬等貧血症狀均會消失，恢復健康，因此這種結果頗令人爲之扼腕。

不過，在未接受貧血治療的人中，有半數是在不知不覺中自然治癒。或許這些人在被診斷爲貧血後，就開始設法過著均衡的飲食生活。例如，從準備入學考試的壓力中獲得解放，或在高中時代前減肥的人停止節食，重拾健康的飲食生活，而成功擺脫貧血。因爲貧血，尤其是缺鐵性貧血，可經由均衡的飲食攝取鐵質，所以只要不嚴重，就能充分加以改善。

此時，成爲要點的營養素依然首推鐵。只要攝取血紅蛋白材料的鐵，就能防範缺鐵性貧血於未然。反之，如果爲了減肥不吃早餐，午餐只吃蘇打餅乾與冷飲，晚餐又以速食或泡麵打發，這種偏頗的飲食模式當然無法攝取到一天必要的鐵質，而無法生產足夠的血紅蛋白，就會變成貧血。

尤其女性每月有月經，因這種經血每天會失去約一毫克的鐵。因此，考量這種生理造成的鐵的損失，成年女性一天必須的鐵量爲二毫克，比男性多一毫克。容易貧血的女性，在生理期又另當別論，平時的飲食也應設法多攝取鐵，這是走上健康血液的捷徑。

在眾多食品中，鐵質最多的還是肝。雞肝每一百公克含九毫克，豬肝每一百公克含十三毫克。此外，大豆等豆類、菠菜或油菜等綠色蔬菜，羊栖菜或海苔等海藻也含量豐富。

其中吸收鐵質較佳的是肝等動物性食品。飲食中所含的鐵質，有動物性食品所含的血紅素鐵，和蔬菜或海藻等植物性食品所含的非血紅素鐵。比較兩者的吸收率時，動物性食品的血紅素鐵是十～二十％，植物性食品的非血紅素鐵是一～六％，因此血紅素鐵絕對有利。

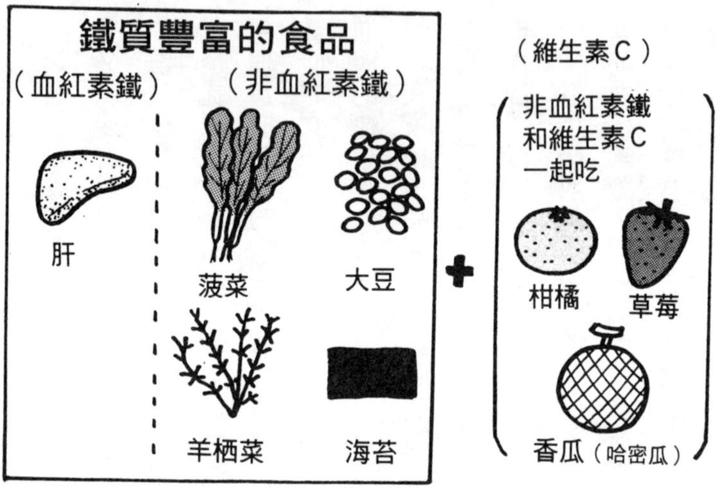

儘管如此，從飲食中吸收的鐵質量卻意外的少，平均十%左右。例如，吃豬肝一百公克時，體內僅能吸收十三毫克×〇・一＝一・三毫克。成年男性一天鐵的必要量約一毫克，成年女性是二毫克，因此在飲食時必須牢牢記住這個數字。不過如果每天吃肝也會厭煩，因此請設法下工夫研究烹調。

比血紅素鐵吸收率差的非血紅素鐵，只要和維生素C一同攝取，也能提高吸收率。把大豆或菠菜、海苔等富含非血紅素鐵的食材，配合富含維生素C的青花菜、油菜、柑橘、草莓、香瓜（哈密瓜）等一起吃，就能更有效攝取鐵質。

不過，有人可能會覺得從飲食中攝取鐵很麻煩，而寧可購買市售的鐵補充劑。不過誠如第三章所述，如此恐會導致鐵過剩症，非常危險。因爲憑自我判斷服用含多量鐵的市售補充劑或鐵劑，並非那麼安全，如果攝取過度，就會累積在肝臟或心臟、胰臟、皮膚等，引起各種障礙。服用含鐵多的補充劑或鐵劑之前，必須先檢查是否是需要治療的缺鐵性貧血，而且要在醫師的指示下服用。

預防貧血的均衡飲食

爲了血液的健康，除鐵質之外，還有不可或缺的營養素，就是製造紅血球非有不可的維生素 B_{12} 與葉酸。如前章所述，如果缺乏維生素 B_{12}，就會變成惡性貧血，爲此維生素 B_{12} 也被喻爲「紅色維生素」。肝等肉類、蛋、牛奶等含豐富的維生素 B_{12}，因此只要平時攝取這些食品，通常不會缺乏。

以往因不了解原因而害怕致死的疾病惡性貧血，在發現可藉由攝取生肉或肝而獲得改善之後，使得肝成爲治療貧血的代表性食材，一夕間大受矚目。如今許多人只要一罹患貧血，就會聯想到吃肝，足以說明這種惡性貧血的說法依然流傳至今。

肝因含有豐富的鐵質、維生素 B_{12}、蛋白質，無疑是預防或改善貧血的優良食

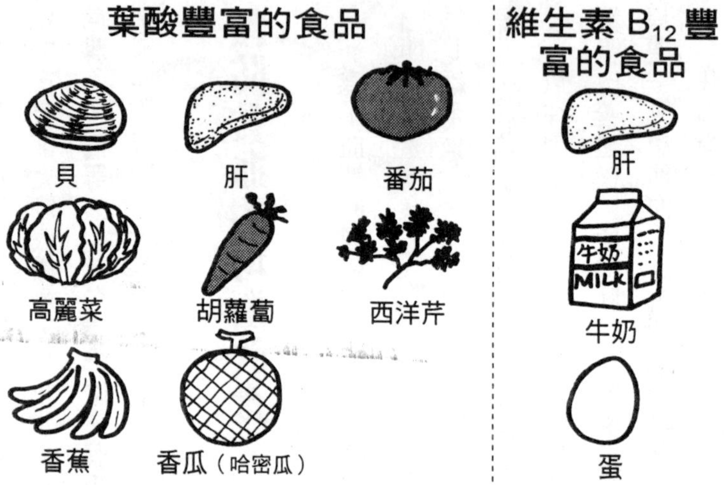

材。

此外，如果葉酸不足，就會變成葉酸缺乏性貧血。肝或貝類、高麗菜或西洋芹、胡蘿蔔、番茄等蔬菜類，香蕉或香瓜（哈密瓜）等水果類含豐富的葉酸。如維生素B_{12}一樣，只要將這些食品列入每天的菜單中，就不會不足。

不過希望留意的是，水溶性維生素的葉酸，因易溶於水，會隨著尿等排泄出來，無法在體內儲存。這點和幫助非血紅素鐵吸收的維生素C一樣。即使一時大量攝取，也會立即排泄出來，所以葉酸或維生素C必須每天積極從新鮮的蔬菜或水果等攝取。

含在蔬菜、水果中的葉酸或維生素C有一個缺點，即長時間加熱會受到破壞。

油菜或青花菜等蔬菜，不要一直泡水或是切後放置，烹調時以強火迅速翻炒，並立即食用，這是起碼能防止葉酸或維生素C流失的秘訣。將蔬菜或水果打成果汁，也是有效攝取葉酸或維生素C的方法，但前提是儘量趁新鮮飲用。蕃薯或馬鈴薯等芋類所含的維生素C，和其他蔬菜不同，具有不會因加熱而被破壞的優點。蕃薯亦含有葉酸，因此帶皮燒烤或蒸煮，可有效攝取維生素C或葉酸。

在飲食上另一個要點是，攝取足夠的優質蛋白質。蛋白質是紅血球等血球的重要材料，如果在飲食中不能充分補給，使得體內累積的蛋白質不足，就會造成紅血球的生產能力下降而貧血。

最重要的是攝取體內無法製造、含八種必須氨基酸的優質蛋白質。這種優質蛋白質豐富含在肉類或魚類、蛋或乳製品、大豆等，不過一種食材不能補充所有種類的必須氨基酸，因此均衡組合蛋與魚、大豆與肉、魚與乳製品等食材極爲重要。

如上所述，預防或改善貧血最重要的是均衡攝取鐵、維生素 B_{12}、葉酸、維生素C、優質蛋白質。尤其肝含豐富的鐵與維生素 B_{12}、葉酸、蛋白質等，製造健康紅血球所需的營養素。因此不妨在一天三餐中，以肝爲主來均衡搭配青花菜或菠菜等蔬菜類、芋類、大豆食品，積極加以攝取。

防止黏稠血液的飲食

和貧血一樣另一種不健康血液的代表是黏稠血液。如第二章所述，要從飲食來預防這種黏稠血液，必須注意切勿過度攝取中性脂肪與膽固醇。

首先從膽固醇開始說起。成爲黏稠血液原因的膽固醇增加的架構有二種，一種是多量攝取膽固醇的情形，另一種是多量攝取促進肝臟合成膽固醇的飽和脂肪酸的情形。亦即，若要減少血液中的膽固醇，必須減少這二大要因，膽固醇與肉類的脂肪等富含動物性脂肪的飽和脂肪酸。尤其動物性脂肪不僅會促進膽固醇的合成，本身也含有膽固醇，因此是大敵。

然而並非如此就把膽固醇或脂肪視爲敵人，而完全不攝取。膽固醇是做爲荷爾蒙或細胞膜等的材料，是身體不可或缺的物質。此外，如果極端限制膽固醇或脂肪的攝取，有時可能會導致蛋白質的攝取量減少等營養的偏頗。因此，重點是不要養成大量攝取膽固醇或脂肪的習慣即可。

一般來說，人一天所需的膽固醇量大約三百毫克。一粒雞蛋含有約二五〇毫克的膽固醇，因此，一天吃一粒雞蛋就已足夠。

不過膽固醇的吸收因人而異，有人吃數個蛋，膽固醇值也不會上升，有人只吃一個就會超過。其基準是在健康檢查等所測量的血中膽固醇值，如果該值在二百毫克／分升左右，就可持續以往的飲食生活，但如果超過二百二十毫克／分升，最好注意不要吃太多蛋或肉類。

此外，也能從飲食中減少過剩的血中膽固醇。具有減少多餘膽固醇功能的是不飽和脂肪酸與良性膽固醇（ＨＤＬ膽固醇）。

麻油或紅花油等所謂植物性脂肪或魚油含有豐富的不飽和脂肪酸，能在細胞中發揮各種生理活性，具有降低血中膽固醇的作用。常說植物油或魚油能降低膽固醇，預防動脈硬化與心肌梗塞，就是這種不飽和脂肪酸的作用。不過如果過量攝取植物油，會引起下痢，反而帶來不良影響，因此注意切勿過度攝取。

增加能搬走累積在血管的多餘膽固醇的良性膽固醇也很重要。良性膽固醇的標準值是五十毫克／分升，因此，如果低於四十毫克／分升，就要設法提高。要增加這種良性膽固醇，最好是降低血液中的中性脂肪。

血液中的中性脂肪增加時，良性膽固醇就會減少，反之，中性脂肪減少時，良性膽固醇就會增加，兩者具有這種連帶關係。

多餘的中性脂肪能以飲食善加控制

那麼，如何才能減少血液中的中性脂肪呢？中性脂肪的增加不僅會使良性膽固醇減少，其本身也會促進血液的黏稠化。為免雙重打擊的狀態，必須減少血中過剩的中性脂肪。為此，首先不要過量攝取砂糖或酒精類。

因為中性脂肪是以砂糖或果糖等碳水化合物與酒精類為材料，在肝臟所製造的脂肪。對我們身體來說，中性脂肪是高效率的能量來源，但多餘的能量大多是以中性脂肪的形態累積在體內。反過來說，如果適量攝取成為中性脂肪材料的砂糖或酒精類，做為能量用盡，那麼多餘的中性脂肪就會很快消失。亦即，多餘的中性脂肪以平時的飲食生活最容易改善。

首先必須改善的是過度攝取砂糖。一般來說，砂糖的容許量一天五十公克以內，但大多數人多半會在不知不覺中攝取過多。例如，一罐冷飲含砂糖十五～三十公克，一塊蛋糕含二十～三十公克。因此只要吃一塊蛋糕加上一罐冷飲，就立即超過一天五十公克的容許量。

此外，吃過多富含維生素的水果也會有反效果。就有年輕女性經常以節食爲名，只吃水果。可是水果所含的果糖是中性脂肪最佳的材料，因此，請各位牢記只吃水果來取代米飯的偏食，反而會增加中性脂肪。

有關酒精類，當然不能喝過量，如果適量飲用，就能增加良性膽固醇。雖然因人而異，但一般而言，所謂的適量，就是一天〇・一～〇・二升的清酒，或一～二瓶啤酒，或一～二杯雙份威士忌。

如此，只需要限制砂糖或酒精類，就能減少造成黏稠血液原因之一的多餘中性脂肪。

製造健康血液的家庭飲食

以上敘述保持血液健康，預防血液疾病的飲食，總之，就是要設法攝取平均的飲食。實際上觀看美國防止高膽固醇血症所定的飲食指導內容時，各種營養素的攝取量或分配，幾乎和傳統日本人所吃的平均飲食沒什麼不同。

這種平均的飲食並非宴會料理般的純和食，而是充分攝取肉、魚、蔬菜、海藻等普通的家庭飲食。日本人之所以如此長壽，原因可能就是以日本飲食爲主，偶爾吃法國料理或中華料理等各類食材，因此不會像美國人般容易變得過食。

不過，最近卻有越來越多的人拋棄這種優良的日本飲食習慣，僅吃速食或簡易食品，或偏好脂肪攝取量多的歐美型西餐，而且是大量的吃。事實上，隨著日本人飲食生活的歐美化，動物性脂肪佔總攝取能量的比例也增高，結果日本人的血中膽固醇值也持續上升。

因此，改變把肉視爲活力來源的崇洋心態，重估碳水化合物、蛋白質、脂肪、蔬菜等均衡的日本飲食，並積極攝取，才是最重要之事。只要攝取這種飲食，膽固醇或脂肪就不會極端進入體內。

爲了血液的健康還有一點很重要，就是不要認爲某種食材或健康食品對身體有益，就極端攝取。例如維生素類豐富的糙米，含有妨礙鐵質吸收的植酸或磷酸鹼。而具有降低吸收過剩膽固醇優點的食物纖維，同時也會妨礙鐵質的吸收。如果認爲糙米或食物纖維對身體有益，而僅吃這些食物，就可能會導致缺鐵。

所謂食用鹼性食品，血液就會呈鹼性而變得清澈的說法，是胡說八道。人的血液本來是弱鹼性，不會因食用酸性食物而立即變成酸性。累積壓力或疲勞，或是發燒時，有時血液中會增加酸性物質，但會很快加以中和來保持恆常性。以pH值來表示就是七・四〇，如果有改變，頂多在加減〇・〇五以內的範圍，大致保持一定。

因爲血液負責將氧氣或養分運送到身體各組織的重要任務。如果因所吃食物使得血液狀態經常在鹼性或酸性間變來變去，就會非常麻煩。血液這種極力保持恆常性的機能稱爲內環境穩定。

我們的血液具備內環境穩定這種了不起的機能，因此與其對血液的酸性、鹼性那麼在意，不如每天三餐規律攝取均衡的普通家庭飲食，經常吃八分飽來保持血液的健康更爲重要。如果過著不吃早餐或深夜過食等不規律的飲食生活，或持續勉強的節食或偏食，那就是自己導致血液不健康，這點必須充分了解。

使血液健康的適度運動

適度運動對維持血液的健康也非常有效。運動能提高心肺機能，使血液的流動

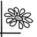

順暢，預防動脈硬化等疾病。有各種資料顯示運動的有效性，例如，步行、滑雪或慢跑等運動，能使多餘膽固醇減少的良性膽固醇增加。

此外，一天快步走路三公里（約五千步），並持續一週以上，就能減少一成血液中過剩的膽固醇或中性脂肪。

日本厚生省提出的「健康日本21」，建議男性每天走九千步，女性八千步。筆者也奉行一天一萬步的目標。開始時很難達成一天一萬步的目標，但只要持之以恆，就能做到。

如果白天在醫院只走六千步或七千步，回家後，就會設法彌補不足份，而在住家周圍來回走。如今已成爲每天例行的功課，輕輕鬆鬆就能達成一天一萬步的目標。結果自從開始實行之後，一個月內就減掉三公斤的體重。

由此看來，適度運動確實是防止血液黏稠化的有效方法。只不過重要的是不可想起來時，一個月才活動一次身體，而是每天實行，至少也要持續每週二、三次，否則就不能收到運動的真正效果。

持續運動時必須選擇自己不勉強而能持續下去的運動種類，例如慢跑或游泳、跳舞或步行等。一開始時不要勉強，運動時間十分鐘或二十分鐘均無妨，總之要持之以恆。可利用午休的空閒時間步行，或提早一站下車走回家，一點一點把運動納入生活中，必能出現運動的效果。

此外，運動時也要善選鞋子。慢跑或步行時所穿的鞋子，最好選擇能緩和地面衝擊彈性佳的類型。選擇一雙適合的鞋子，不僅能防止膝或腳踝受傷，也有防止因衝擊腳底所引起血管內溶血造成的貧血（參照第四章）的意味。

爲了血液的健康，對身體負擔不太大，不勉強的運動最能收到效果。如第四章所述，馬拉松或長時間步行會引起血管內溶血，過度運動會引起缺鐵性貧血，因此不要認爲有益就去做，有時反而對血液的健康有害。

有時以運動爲每天例行的功課時，會激發出想挑戰更激烈的訓練或馬拉松的心情。但絕對不要操之過急，必須視自己身體的負荷能力才行，慢慢提升運動的強度最重要。尤其如果高齡者任意判斷就開始馬拉松等劇烈的運動，可能會引起心肌梗塞等各種障礙。至於患有高膽固醇血症或心臟病宿疾的人，必須請教醫師，接受指導從事何種運動才有效果。

此外，貧血的人如果症狀輕微，適度運動可促進新陳代謝，使紅血球的生產變得活潑，因此輕微的體操有效。不過如果勉強運動，有時會爲心臟帶來負擔，造成

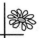

心臟肥大。因此貧血的人務必接受醫師的指導再開始運動。尤其為了血液的健康，請務必遵守以下各項：

- 不要勉強。
- 身體狀況差時就停止。
- 避免高溫、多濕、寒冷等惡劣的環境。
- 餐後、沐浴後不要運動。

除此之外，運動中補充足夠的水分也極為重要。不過，有人認為這樣在運動後喝啤酒時就不覺得那麼過癮，而寧可完全不喝水，但由於大量流汗而使血漿的水份量喪失，可能會使血液暫時變得黏稠。而且這些人如果太過相信自己有運動，認為連喝幾杯生啤酒配上烤肉不要緊。如此一來，運動的效果就蕩然無存。當然並非喝啤酒或吃烤肉不好，只要不要過飲、過食即可。以往曾檢查過職棒選手的血液，依據該項資料顯示，賽後喝啤酒配烤肉的人的膽固醇值，比普通人高出許多。

此外，也有資料顯示，一天抽四十支以上香菸的人，運動效果會完全抵銷。因為抽菸時，尼古丁與一氧化碳會進入血液中，使血管收縮，血壓上升，傷害血管壁，促進動脈硬化。在三十歲層就引起心肌梗塞的人，大部分是老菸槍，此外，據說戒菸一年後，心肌梗塞的危險率會降低五十％。英國有一項報告指出，抽菸和白血病也有關係，因此，從現在起開始戒菸也不遲，奉勸各位務必戒菸。

最後，彙整使血液健康的飲食與運動的要點。

- 積極攝取含豐富鐵質或維生素B_{12}的肝等食材。
- 一同攝取促進鐵質吸收、含維生素C的蔬菜或水果。
- 努力攝取優質的蛋白質或葉酸等均衡的飲食。
- 重估家庭飲食，設法一天三餐規律，吃八分飽。
- 勿過度攝取動物性脂肪、膽固醇、砂糖。
- 避免只吃水果或蔬菜的偏食。
- 酒精類適量。
- 每天持續步行等適度的運動。
- 不做勉強的運動。
- 運動中充分補給水分。
- 下決心戒菸。

〔使血液健康的飲食與運動的要點〕

○

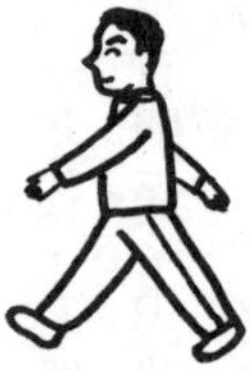

步行等適度的運動

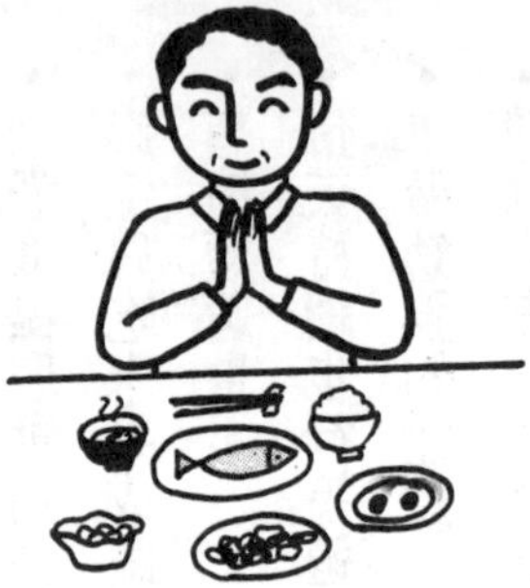

一天三餐均衡的飲食，吃八分飽
（鐵質、維生素 B_{12}、維生素 C、優質的蛋白質及葉酸等）

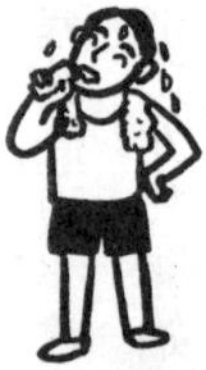

運動中補給水分

×

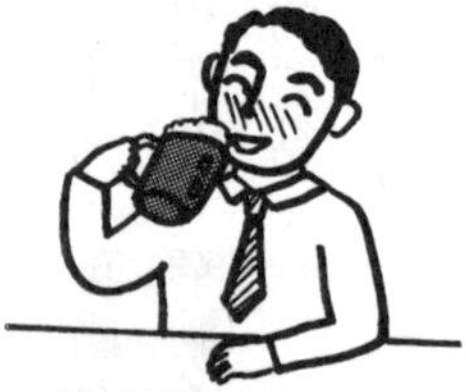

適量飲酒

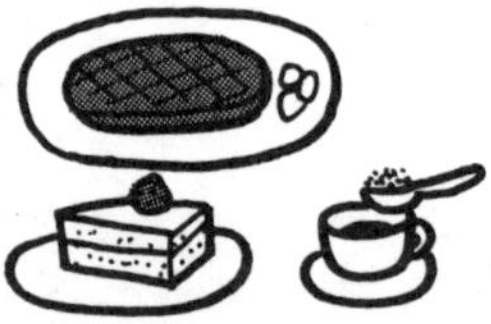

注意勿過量攝取動物性脂肪或砂糖

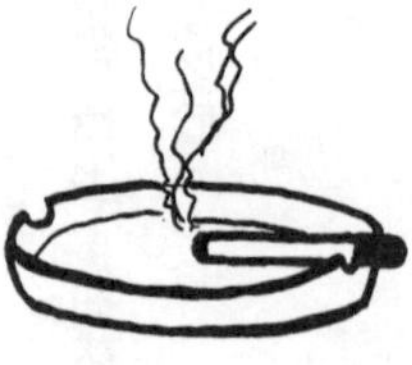

戒菸

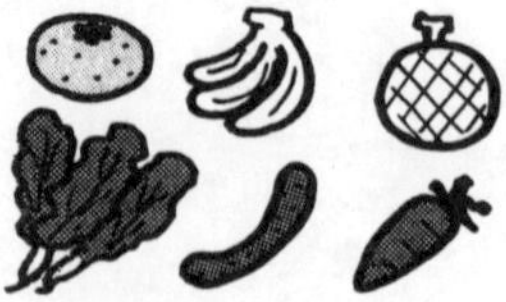

避免只吃水果或蔬菜的偏食

第六章

血型的秘密

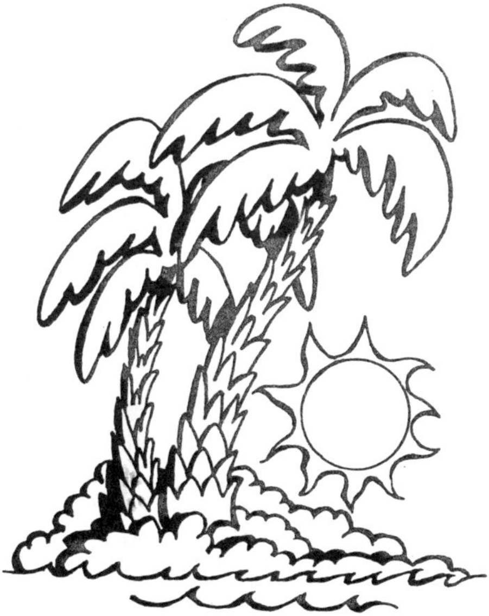

發現ABO型血型使輸血變得可能

如今廣爲人知的ABO型血型首次發現正好是一百年前的事。那是在一九〇〇年由奧地利維也納大學的藍特蘇戴那所發現。他三十二歲時，爲包括自己在內的研究室內外人員抽血，把紅血球與血清（從血漿去除所謂纖維蛋白的纖維素）分開，再相互混合，來觀察紅血球是否會凝聚。

結果發現混合他人與他人的紅血球與血清時，有時互相完全不反應，有某人的血清可凝聚眾人的紅血球，反之也有某人的紅血球能使眾人的血清凝固等情形。由此，首先分類出現在所謂的O型、A型、B型等三種血型。

不過此時尚未發現AB型，第二年才由迪．傑斯迪爾和史都拉里發現。再過十年後，美國的莫斯等人闡明將血型合起來能使輸血變得非常安全，以此爲契機，使得藍特蘇戴那發現的ABO型血型一躍備受矚目。

首次人對人的輸血，是在發現血型約七十年前的一八二八年，由英國的布拉迪爾進行。據報告顯示，以他人的血液對十名生產後大量出血的婦女進行輸血時，有一半的人獲救。如果不輸血，可能會因出血而死亡，不過當時是在不了解血型之下進行輸血，因此可謂非常危險的賭注。總而言之，由於血型的發現，使得所謂輸血的同種移植變得可能。

ABO型血型之後，因爲是羅馬字母而不易爲人所了解，以致曾有波希米亞的研究者建議將O、A、B、AB分別改爲Ⅰ型、Ⅱ型、Ⅲ型、Ⅳ型。然而不清楚此一提案的美國莫斯，在同一時期反而建議將AB型改爲Ⅰ型，A型改爲Ⅱ型，B型改爲Ⅲ型，O型改爲Ⅳ型，使得全世界的醫療現場發生大混亂。

於是在一九二八年，國際聯盟衛生委員會爲讚揚藍特蘇戴那不朽的功績，宣布重回歷史的血型，而確定如今A型、B型、AB型、O型名稱的歷史。由於發現這種血型，以及眾多的研究成果，藍特蘇戴那在一九三〇年獲頒諾貝爾化學獎。

這種ABO型血型的分類，是依紅血球與血清的組合是否會引起凝聚來進行。所謂凝聚，就是擁有紅血球的抗原與血清所含的抗體反應，所形成的紅血球的凝塊。

就拿A型血液來說，紅血球有A型抗原，血清有B型抗體。A型抗原與B型抗體即使碰在一起，也不會引起抗原抗體反應，因此，A型的人輸血A型血液，紅血球不會凝聚，而不會發生任何問題。

但如果把B型血液輸血給A型的人，將會如何呢？B型血液的情形，紅血球有B型抗原，血清有A型抗體，因A型與B型血液混合，A型抗原與A型抗體、B型抗原與B型抗體之間會引起抗原抗體反應，血液就會凝固。如此一來，輸血反而會讓人喪命。

O型血液的情形，紅血球沒有A型抗原，也沒有B型抗原，而血清有A型抗體與B型抗體雙方。爲此，即使O型血液進入他人的血型中，也因O型沒有抗原而不會引起抗原抗體反應。不過，如果其他血型的血液進入O型血液中，因O型血清中有A型與B型兩抗體，所以會引起抗原抗體反應。

和這種O型相反的AB型血液的情形，紅血球具有A型與B型雙方的抗原，血清卻沒有A型、B型任何的抗體，因此，如果其他血型的血液進入AB型血液中，因AB型血液沒有抗體，而不會引起抗原抗體反應。

由此，把能接受所有血型的人輸血的AB型稱爲萬能受血者，而能輸血給所有血型的人的O型稱爲萬能供血者。

不過即使如此，原則上不會把O型血液輸血給其他血型。這是因爲因血型的差

〔ABO 型血型〕

血型	紅血球	血清
A型	A型抗原	B型抗體
B型	B型抗原	A型抗體
O型	無	A型抗體、B型抗體
AB型	A型抗原、B型抗原	無

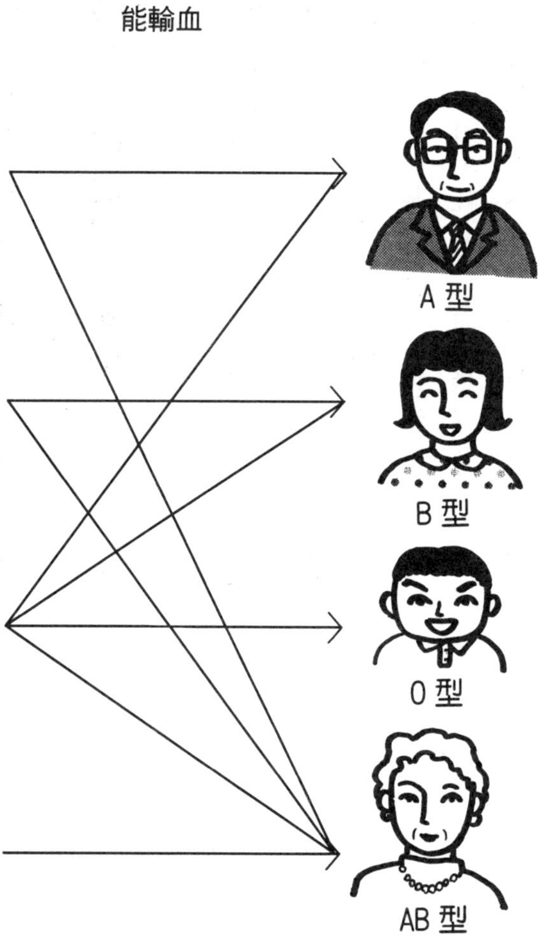

現在是以符合 ABO 式血型一致的血液進行輸血

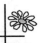

異，有時會引起輸血副作用，因此，現在除非是非常緊急時，否則僅使用符合ＡＢＯ型血型的血液來進行輸血。

在此附帶說明，紅血球的血型系統至今已發現四百種以上。其中在一般輸血時成爲問題的是這種ＡＢＯ型和以下所述的Rh型。在實際的醫療現場，除這二種血型一致之外，必要時將進行各種檢查，確認安全無慮之後才進行輸血。

發現另一種血型——Rh型

另一種重要的血型Rh型，是由發現ＡＢＯ型的藍特蘇戴那及其弟子們，在第二次世界大戰前不久的一九四〇年左右所發現的。

這種Rh型的名稱是取自紅毛猴（**rhesus monkey**）的頭一個字。爲何在人的血型冠上紅毛猴的頭一個字呢？其理由如下：

藍特蘇戴那在某項實驗中，將紅毛猴的血球注射給兔子，在兔子的體內製造抗體。對兔子來說，紅毛猴的血球是異物（抗原），因此，兔子的免疫系統會製造攻擊抗原的抗體。如果接著把這種抗體加在紅毛猴的血液中，當然會因抗原抗體反應而凝聚。

其實人的紅血球也存在和這種紅毛猴的紅血球抗原相同的抗原。因爲把一位符合ABO型血型的男性血液輸血給因流產出血的妻子時，引起嚴重的副作用，所以藍特蘇戴那等人認爲在ABO型之外，可能還有其他任何東西，於是將凝聚紅毛猴血球的兔子的抗體和該男性的血液混合，結果該男性的血液和紅毛猴的血液一樣開始凝固。由此闡明，人類也有和存在紅毛猴紅血球的抗原相同的抗原，因而發現新的血型—Rh型。

在Rh型血型，將這種兔子抗體凝聚的情形稱爲Rh陽性，而不凝聚的情形稱爲Rh陰性。通常在人的血清中，不存在和兔子抗體相同的Rh抗體。但如果把Rh陽性血液輸血給Rh陰性血液，在Rh陰性血液中製造抗體，有時會引起紅血球的凝聚。

在發現Rh型血型契機的夫妻間輸血的這個案例，妻子的血型是Rh陰性，輸入丈夫的Rh陽性血液，因此，引起激烈的輸血副作用。

具有這種Rh陰性血液的人，比率並不多。就連頻率較高的白人，八十五%是Rh陽性，其餘的十五%是Rh陰性。日本人大多數是Rh陽性，Rh陰性僅占〇・五%左右。

當然，成為問題的是確保Rh陰性血液。尋找平時就很少的Rh陰性的人已非困難，何況符合ＡＢＯ型血型的人更是少之又少。於是非想出各種對策不可。現在除在日本各都道府縣的血液中心登錄Rh陰性的捐血者之外，那些Rh陰性的人也自己冷凍保存自己的血液，如此在需要輸血時就可加以利用，進行自己血輸血。這樣在確保Rh陰性血液上就能順利運作。

如此，因發現所謂Rh型或ＡＢＯ型的血型，而能夠放心進行輸血，對從事醫療方面的人來說，可說非常可貴。我本身也曾有過以下的輸血經驗。

在剛當上醫師的二十五、六歲時的某一年，正值黃金週的假期前夕，一名反覆吐血與下痢的七十歲男性被救護車送來醫院。由於出血嚴重，以打點滴方式輸血來不及，因此加上壓力大量注入。

總之經過不斷的輸血，血壓才稍微恢復，可是很快又再嚴重出血，只好又再繼續輸血。雖然想拜託外科醫師動手術，但在未確定出血部位之前也不能進行。於是請內視鏡醫師查看胃中的狀況，可是胃裡面因出血而滿是鮮紅，就在持續吐血中，終於發現胃的上部有潰瘍。

於是立即一面輸血，一面送進手術室。可是切開腹部時，因充滿血而看不清楚。外科醫師好不容易找到潰瘍的部位，表示「胃的下部有二處潰瘍」，而想由此處切除。此時，我突然想起內視鏡醫師所說的話，「上面有二處」，而建議從更上方切除。結果一切開胃時，發現上部與下部合計有四處潰瘍。

最後手術順利完成，這名患者也恢復健康。這讓我不禁深感輸血真能救人一命，因而想到靠著社會上許多人善心捐血才能成立的輸血如果斷絕，將會使許多人無法繼續活下去。

同時，也從這名患者身上學到確定診斷的重要性等各種事情。實際感受到累積這種寶貴的經驗，是一名醫師成長所必要的。

血型依人種而異

血型的發現使所謂輸血的同種移植變得可能，可謂貢獻良多。除此之外，近年來也嘗試依據血型來推測日本人或人類的根源。

例如，以ＡＢＯ型來調查日本人的血型時，壓倒性多的是Ａ型，占約四十％，接下來依序是Ｏ型的三十％，Ｂ型的二十％，最少的是AB型的十％。這種血型的比

〔日本人的血型〕

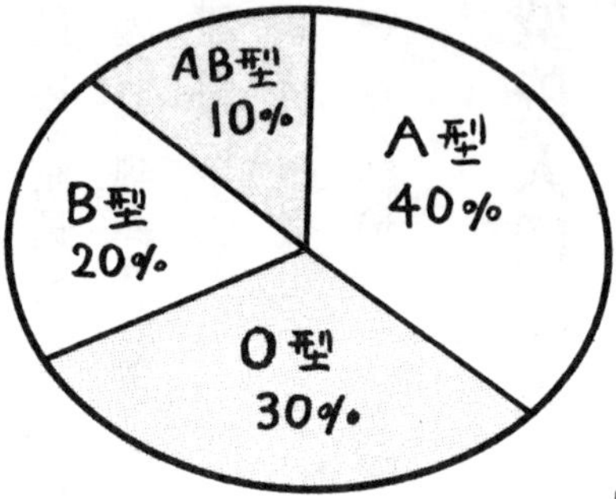

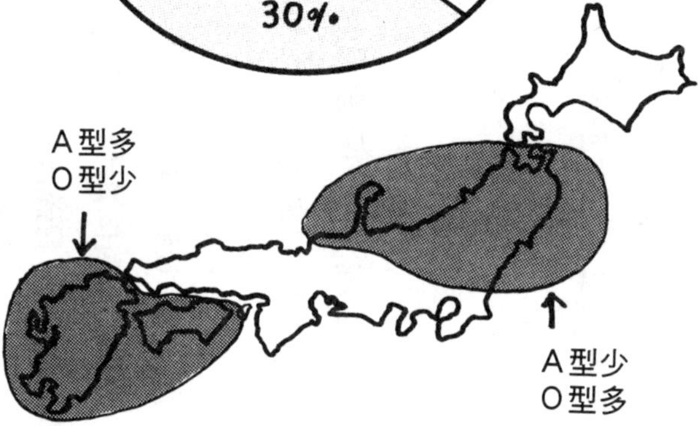

例因人種而異，美國中南部的印第安人或南美的印第安人大多爲O型，非洲的黑人六十%爲O型。美國北部的印第安人或澳洲的土著只有O型與A型，蒙古或中國北方的黃種人三十~四十%爲B型。

可見地方不同，血型也不同，因此，認爲血型的差異存在形成國民性或民族性的差異部分。

以日本國內來說，血型的頻率因地區而有差。例如，從九州到四國A型多，O型少。反之，東北或北陸A型少，O

型多。如果僅以A型來比較，頻率隨著南下顯示上升趨勢。如此，依據血型的資料，開始進行日本人從何而來的尋根研究。

從此項研究的結果來看，日本人似乎非常接近韓國人，儘管和南方的中國人差很多，但接近北方的中國人。而且血型在日本國內也有地區差異，因而提倡的是在原住民居住之地，可能有騎馬民族進入般，基因頻率相異的二個集團遷居、混血所引起的數學性模式。

血型是如何遺傳

從遺傳法則來看ABO型血型時，如果從雙親各接受一個不同的基因，A型基因或B型基因要比O型基因優性。例如，從父親繼承A型基因，從母親繼承O型基因的孩子，基因型是AO。此時因A型基因比O型基因優性，因此，孩子的血型變成A型。

亦即，A型的人的基因型有AA與AO，B型有BB與BO二種，而O型只有OO，AB型只有AB一種。就是以這種基因型的組合來決定繼承雙親基因型的孩子

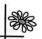

的血型。

譬如雙親均爲A型時，多半會認爲所生的孩子也是A型，但這僅限於雙親的基因型爲AA與AA、AA與AO組合的情形。如果雙親的基因型均爲AO的情形，就會繼承各一個O型基因，因此，孩子的基因型就會變成OO，血型則爲O型。同樣的道理也適用B型。

如果雙親均爲O型，基因型就是OO與OO，孩子的血液必定是O型。

如果雙親是AB型與O型的組合，那麼基因型就是AB與OO，因此孩子的基因型是AO或BO，血型會變成A型或B型。不過，偶爾也有不屬於這種ABO型的人，就是AB型與O型組合所誕生的特殊AB型。

儘管如此，如果A型或B型的母親生出O型的孩子，可能會因母子的血型不同而受到質疑。

但其實沒問題。腹中的胎兒經由直徑二毫米、長五十毫米的臍帶，從母體吸取營養或氧氣。臍帶中有二條動脈，一條靜脈，合計三條血管，當母親的血液釋放到胎盤中時，胎兒方面便經由臍帶吸取必要的營養或氧氣。由於有這種物質交換裝置般的胎盤，即使母子血型不同，也能在同一體內共存。

血型與性格

以ABO型血型來說，似乎有不少人是從所謂「那個人是A型，所以和他很投緣」，或「他有O型的性格」等等，把血型與人的氣質或性格產生關聯來思考，尤其是女性，多半將血型做為占卜是否投緣的重要因素。

其明確的根據迄今尚未解明，不過在我看來，也不能完全加以否定。因為如上所述，所謂ABO型血型在人種之間也有頻率之差，該人種獨特的想法或行動模式，不可否定可能會為性格或氣質帶來影響。

例如，血型頻率不同的二個民族混合形成社會的情形，以各民族的想法差異，或所謂支配一方與被支配一方的社會性歷史性背景為依據，可視為依血型形成的氣質或性格所致。

而且最近有關存在於紅血球膜的糖鏈研究，所做的推測也頗為有趣。所謂的糖鏈，就是糖以鏈狀相連的狀態，因存在於紅血球的膜而發揮抗原性。不具抗原性的O型紅血球的膜，當然沒有這種糖鏈，表面平坦。在這種表面沒有任何鏈的O型紅血球，如果附著成爲A型抗原的糖鏈，就會變成A型血液，如果附著成爲B型抗原的其他糖鏈，就會變成B型血液，如果附著兩者糖鏈，就會變成AB型血液。而附著哪一種糖鏈抑或是完全不附著，是由遺傳來決定。

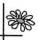

這種糖鏈除決定血型之外，還有何種功能？至今仍不清楚，只不過在O型以外的紅血球表面存在許多糖鏈，可能紅血球在體內移動之間斷裂，糖鏈在各處發生作用。如果說斷裂的糖鏈在腦的某部位發生作用，因這種作用不斷持續而形成氣質或性格，那麼從血型來判斷性格也不能說毫無依據。

而且不具糖鏈的O型與具有糖鏈的A型，以及具有其他糖鏈的B型，具有二種糖鏈的AB型之間，即使出現氣質或性格的差異，也是理所當然的。儘管尚無證據可加以證實，但卻是頗爲有趣的想法。

動物也有血型

如同存在紅血球表面的糖鏈一樣，依其差異決定血型的物質總稱爲血型物質。以往所發現的血型系統有四百種以上，由此可了解血型物質是以ABO型的糖鏈爲首，具有各種脂肪或蛋白質等，真是多姿多彩。而且血型物質不僅存在於紅血球的膜而已，也廣泛分布於體內的各個組織或體液。

講到這裡，應該有不少人會想起在電視的刑事偵查連續劇中，從嫌犯的唾液或精液驗出血型的場面。人的唾液或精液並不含血液，儘管如此，之所以能從唾液或精液來定血型，是因爲這些體液含有和紅血球具有的相同ＡＢＯ型血型物質。只要查驗犯罪現場所遺留的體液，驗出其血型物質，就能了解嫌犯的血型。

在體內最廣泛分布的血型物質，仍然是ＡＢＯ型的血型物質。尤其在胃或十二指腸等消化管組織最多，胃液或唾液、精液、毛髮等也含有。因此，從犯罪現場所遺留的一些蛛絲馬跡，來判明事件關係人的血型，通常成爲破案的線索。

這種血型物質除人類之外，其他動物也存在。例如，調查近似人的類人猿血液時，黑猩猩有Ａ型與Ｏ型，而猩猩或馬來猿有Ａ型、Ｂ型、AB型。最近成爲器官移植話題的豬的血型，九成是Ａ型，其餘一成是Ｏ型。狗或兔子也具有類似人的Ｂ型物質的血型物質。

如上所述，Ｏ型是紅血球的表面沒有糖鏈的平坦狀態，但其實Ｏ型的紅血球表面存在所謂的Ｈ型物質，而且了解以這種Ｈ型物質爲基礎，製造成爲Ａ型抗原或Ｂ

型抗原的糖鏈，因此，O型的紅血球可說是一切的根源。

發現白血球的血型

因發現紅血球的血型ABO式、Rh式，爲醫療現場帶來安全輸血的極大貢獻。另一方面，白血球的血型HLA（**Human Leukocyte Antigen**：人白血球抗原）型的發現與研究，在確立骨髓移植等移植醫療上，也扮演極爲重要的角色。

白血球的血型HLA型的發現比較新，一九五四年法國的道塞特證明某患者的血清中，存在能使他人白血球凝聚的抗白血球抗體，以此爲證明，後來了解人的白血球存在非常複雜的多種類型。道塞特因此也在一九八〇年獲頒諾貝爾醫學獎。

ABO型的情形，血型有A、B、AB、O四種，基因形有AA、AO、BB、BO、AB、OO六種。不過如果嚴格分類白血球的HLA型，有多達數千萬的種類。那麼，爲何存在如此多種類的HLA型呢？因爲HLA型是以如下的基因架構所決定。

HLA型並非單獨的基因所決定，而是以密集存在六號染色體上的HLA基因群所決定。在該基因群中有A、B、C、DR、DQ、DP、E、F、G等九種基因，而且這些基因各擁有許多的變形（對立基因）。此外，所謂HLA——A的基因，有A1、A2等五十種，而HLA——B同樣有九十七種，九個基因各別存在多種的變形。

這種基因間的組合當然成爲龐大的數目，組合有多少，就有多少HLA型。所謂十人十個樣，白血球的HLA型的複雜性是紅血球的ABO型無法相比的，通常十個人，十個都不同。據說龐大種類的HLA型完全一致的只有同卵性雙胞胎。

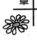

從HLA型可了解容易發症的疾病

白血球的HLA型雖如此多樣性，但也僅表示我們每一個人具有的基因多樣性而已，從這種意味而言，HLA型要比ABO型血型更能忠實表現每一個人的體質或弱點等個體差異。實際上，紅血球的ABO型血型與疾病的關係尚未闡明，但是HLA型與疾病的關係卻非常明確。

最有名的是背骨變得僵硬，不能動的所謂僵直性脊椎炎的疾病。這種疾病以具有HLA－B27的HLA型的人居多，比其他HLA型的人發症的機率高出三百倍以上。日本人HLA－B27型的頻率雖僅二％左右，但僵直性脊椎炎的患者中，七十％是具有這種HLA－B27型的HLA型。

更顯著的案例是突然引起睡意，即使在進餐中或交談中也會睡著的所謂發作性睡眠的疾病（嗜睡症）。這種疾病的患者百分之百具有HLA－DR2的HLA型。此外也了解HLA－DR4的HLA型的人容易罹患年輕性糖尿病，或被喻為小兒難治疾病的川崎病或圓形脫毛症等，現在有八十種以上的疾病和特定的HLA型有密切關係。最近已解明位於第六號染色體上的HLA基因，因此，關聯HLA疾病原因的基因也將逐漸被闡明。

此外，HLA型在調查血緣關係上也發揮威力，因而成為調查日本在中國殘留孤兒的親子關係，或成為民事訴訟判定血緣關係的王牌。

在此附帶說明，進行骨髓移植有時血型會改變，由於骨髓移植是造血幹細胞的總更換，因此，紅血球的型容易改變。

近親輸血引起的可怕術後紅皮症

ＨＬＡ型的多樣性有助疾病的診斷或治療，但這種多樣性也會引起不少的弊害。

所謂ＨＬＡ型，主要是表示白血球的淋巴球的型。這種淋巴球的功用就是發現從外侵入的細菌或病毒等異於自己的東西，並加以攻擊。如果因輸血等進入異於自己的ＨＬＡ型的淋巴球，體內的淋巴球就會視為外敵而開始攻擊。

過去有一種在外科手術後，全身變得鮮紅而喪命的所謂術後紅皮症的疾病。這種疾病不僅在外科手術後會引起，在盲腸等簡單的手術後也會引起，此時白血球減少，持續嚴重貧血與高燒，全身變成紅生薑般鮮紅而死亡。一直以來都無法查明原因。

我在東京女子醫大開始服務時，和外科或皮膚科的醫師一同制定術後紅皮症研究會的對策小組，定期開會，從各種角度檢討原因。最初以為原因是抗生物質，而進行各種分類調查，但卻找不出其他異常。之後調查傷害患者組織的淋巴球的ＨＬ

A型時，才闡明和輸血的物質相同。由此了解，術後紅皮症其實可能是輸血後的移植片—宿主病（GVHD）。

所謂輸血後的移植片—宿主病，是輸血所含的淋巴球在患者體內成長增加，然後這種淋巴球攻擊患者的肝臟或骨髓、皮膚等，是致死率極高的疾病。而且也判明從HLA型相近的近親輸血也易引起術後紅皮症。

以往的輸血通常是使用兄弟姐妹或親戚等近親的血液，因爲認爲這樣要比從不相干的他人輸血，副作用來得少。可是從近親的輸血而進入HLA型相近的淋巴球時，一開始因和自己的淋巴球相似，不會拒絕而成長。但不久成長增加的淋巴球就會將患者的肝臟或骨髓、皮膚等視爲異物而加以攻擊。

自從解明之後，便採取各種對策。一種是對血液照射放射線。雖然同樣是血球，但因紅血球沒有核而不能成長，而白血球有核，能成長增加。於是對輸血用的血液照射放射線，殺死血液中的淋巴球使其不能成長。過去實施放射線照射是僅針對容易引起輸血後移植片—宿主病的心臟手術或給老人輸血等案例，但自五年前左右開始對所有輸血用血液實施。

另一種是利用去除白血球過濾網。因過濾網性能的進步，可排除大多數的白血球。由於此一對策，使輸血後的移植片─宿主病爲之激減，最近已幾乎看不到術後紅皮症。

骨髓移植與HLA型

吻合白血球血型的HLA型，最重要的是骨髓移植。在骨髓移植上，如果HLA型不吻合，就會引起排斥，最可怕的是，引起位於移植的骨髓細胞中的淋巴球攻擊患者本身的移植片──宿主病（GVHD）。

骨髓移植最初是在一九五五年發生南斯拉夫的原子爐事故時，由法國的醫師馬蒂開始實施。由於當時尚未充分了解有關HLA型，因此，移植似乎進行的並不順利。

移植骨髓時，最重要的是，尋找骨髓提供者與移植患者的白血球所具有的所謂HLA─A、HLA─B、HLA─DR等三種抗原吻合的提供者。更嚴格的說，因爲各抗原分別存在二個抗原，因此，必須尋找共計六個抗原吻合的提供者。然而現實上經常使用六個抗原中五個吻合的提供者的骨髓。而最可能符合這項條件的是兄弟姊妹，算算四人中有一人適合HLA型，但在少子化傾向的現代，要從兄弟姊妹中尋找骨髓提供者越來越困難。

由此應運而生的是骨髓銀行。在理論上，非血緣者間適合HLA型的機率八萬人中僅一人，因此就以此人數爲目標，至今已達成十二萬名以上的捐贈者登錄。這是繼美國之後名列世界第二的規模。

如此骨髓銀行越來越完善，因骨髓移植或臍帶血移植等移植醫療的進步，以往被視爲不治之症的白血病或不良性貧血等難治疾病，也能因此受惠而治癒。

對我們從事醫療的人來說，骨髓移植每一例的經驗都令人非常感動。我首次經驗的骨髓移植患者，是一名從慢性骨髓性白血病急性轉化的高中男孩。其HLA型和兄長吻合，因而檢討骨髓移植的可能性，可是白血病細胞已經侵入腦中，因此猶豫該不該進行骨髓移植。

當時日本的骨髓移植才剛起步，於是我們派遣二名醫師前往美國的佛列特哈丁研究所，學習骨髓移植的方法，醫院雖新建成骨髓移植的無菌室，但對我們這些醫師來說，實際進行骨髓移植還是第一次，因此不得不慎重其事。我還記得當時患者的母親如下懇求我們：

「醫師表示沒有骨髓移植的經驗，那就以我的孩子來實驗，累積一次經驗吧！」

做母親的雖然很想拯救自己孩子，但請求沒有經驗的我們，內心想必非常苦惱。而對醫師來說，最初第一例也需要極大的勇氣。總之，在這位母親做爲後盾的支持下，進行首次骨髓移植。

結局雖然以遺憾收場，但此時所得到的寶貴經驗，成爲現在我們的重要基礎。因此，至今仍然對這對母子心存感激。

總之，患者希望復原的求生意志，提高生活品質的心情，以及對醫師的信賴等，可說爲從事有時伴隨危險的最新醫療帶來無比的勇氣。

爲了預防血液的疾病，維護血液的健康，仍然需要這種向前的積極想法。請各位參考上述的內容，平時就留意血液的問題，若能過著血液健康的生活，筆者也與有榮焉。

大展出版社有限公司
品冠文化出版社

地址：台北市北投區(石牌)
致遠一路二段 12 巷 1 號
郵撥：01669551＜大展＞
19346241＜品冠＞
電話：(02) 28236031
28236033
28233123
傳真：(02) 28272069

圖書目錄

·熱門新知·品冠編號 67

1. 圖解基因與 DNA （精） 中原英臣主編 230 元
2. 圖解人體的神奇 （精） 米山公啟主編 230 元
3. 圖解腦與心的構造 （精） 永田和哉主編 230 元
4. 圖解科學的神奇 （精） 鳥海光弘主編 230 元
5. 圖解數學的神奇 （精） 柳 谷 晃著 250 元
6. 圖解基因操作 （精） 海老原充主編 230 元
7. 圖解後基因組 （精） 才園哲人著 230 元
8. 圖解再生醫療的構造與未來 才園哲人著 230 元
9. 保護身體的免疫構造 才園哲人著 230 元

·生活廣場·品冠編號 61

1. 366 天誕生星 李芳黛譯 280 元
2. 366 天誕生花與誕生石 李芳黛譯 280 元
3. 科學命相 淺野八郎著 220 元
4. 已知的他界科學 陳蒼杰譯 220 元
5. 開拓未來的他界科學 陳蒼杰譯 220 元
6. 世紀末變態心理犯罪檔案 沈永嘉譯 240 元
7. 366 天開運年鑑 林廷宇編著 230 元
8. 色彩學與你 野村順一著 230 元
9. 科學手相 淺野八郎著 230 元
10. 你也能成為戀愛高手 柯富陽編著 220 元
11. 血型與十二星座 許淑瑛編著 230 元
12. 動物測驗—人性現形 淺野八郎著 200 元
13. 愛情、幸福完全自測 淺野八郎著 200 元
14. 輕鬆攻佔女性 趙奕世編著 230 元
15. 解讀命運密碼 郭宗德著 200 元
16. 由客家了解亞洲 高木桂藏著 220 元

·女醫師系列·品冠編號 62

1. 子宮內膜症 國府田清子著 200 元
2. 子宮肌瘤 黑島淳子著 200 元

3. 上班女性的壓力症候群	池下育子著	200 元
4. 漏尿、尿失禁	中田真木著	200 元
5. 高齡生產	大鷹美子著	200 元
6. 子宮癌	上坊敏子著	200 元
7. 避孕	早乙女智子著	200 元
8. 不孕症	中村春根著	200 元
9. 生理痛與生理不順	堀口雅子著	200 元
10. 更年期	野末悅子著	200 元

・傳統民俗療法・品冠編號 63

1. 神奇刀療法	潘文雄著	200 元
2. 神奇拍打療法	安在峰著	200 元
3. 神奇拔罐療法	安在峰著	200 元
4. 神奇艾灸療法	安在峰著	200 元
5. 神奇貼敷療法	安在峰著	200 元
6. 神奇薰洗療法	安在峰著	200 元
7. 神奇耳穴療法	安在峰著	200 元
8. 神奇指針療法	安在峰著	200 元
9. 神奇藥酒療法	安在峰著	200 元
10. 神奇藥茶療法	安在峰著	200 元
11. 神奇推拿療法	張貴荷著	200 元
12. 神奇止痛療法	漆 浩 著	200 元
13. 神奇天然藥食物療法	李琳編著	200 元

・常見病藥膳調養叢書・品冠編號 631

1. 脂肪肝四季飲食	蕭守貴著	200 元
2. 高血壓四季飲食	秦玖剛著	200 元
3. 慢性腎炎四季飲食	魏從強著	200 元
4. 高脂血症四季飲食	薛輝著	200 元
5. 慢性胃炎四季飲食	馬秉祥著	200 元
6. 糖尿病四季飲食	王耀獻著	200 元
7. 癌症四季飲食	李忠著	200 元
8. 痛風四季飲食	魯焰主編	200 元
9. 肝炎四季飲食	王虹等著	200 元
10. 肥胖症四季飲食	李偉等著	200 元
11. 膽囊炎、膽石症四季飲食	謝春娥著	200 元

・彩色圖解保健・品冠編號 64

1. 瘦身	主婦之友社	300 元
2. 腰痛	主婦之友社	300 元
3. 肩膀痠痛	主婦之友社	300 元

4.	腰、膝、腳的疼痛	主婦之友社	300元
5.	壓力、精神疲勞	主婦之友社	300元
6.	眼睛疲勞、視力減退	主婦之友社	300元

・心 想 事 成・品冠編號 65

1.	魔法愛情點心	結城莫拉著	120元
2.	可愛手工飾品	結城莫拉著	120元
3.	可愛打扮 & 髮型	結城莫拉著	120元
4.	撲克牌算命	結城莫拉著	120元

・少 年 偵 探・品冠編號 66

1.	怪盜二十面相	(精)	江戶川亂步著	特價 189元
2.	少年偵探團	(精)	江戶川亂步著	特價 189元
3.	妖怪博士	(精)	江戶川亂步著	特價 189元
4.	大金塊	(精)	江戶川亂步著	特價 230元
5.	青銅魔人	(精)	江戶川亂步著	特價 230元
6.	地底魔術王	(精)	江戶川亂步著	特價 230元
7.	透明怪人	(精)	江戶川亂步著	特價 230元
8.	怪人四十面相	(精)	江戶川亂步著	特價 230元
9.	宇宙怪人	(精)	江戶川亂步著	特價 230元
10.	恐怖的鐵塔王國	(精)	江戶川亂步著	特價 230元
11.	灰色巨人	(精)	江戶川亂步著	特價 230元
12.	海底魔術師	(精)	江戶川亂步著	特價 230元
13.	黃金豹	(精)	江戶川亂步著	特價 230元
14.	魔法博士	(精)	江戶川亂步著	特價 230元
15.	馬戲怪人	(精)	江戶川亂步著	特價 230元
16.	魔人銅鑼	(精)	江戶川亂步著	特價 230元
17.	魔法人偶	(精)	江戶川亂步著	特價 230元
18.	奇面城的秘密	(精)	江戶川亂步著	特價 230元
19.	夜光人	(精)	江戶川亂步著	特價 230元
20.	塔上的魔術師	(精)	江戶川亂步著	特價 230元
21.	鐵人Q	(精)	江戶川亂步著	特價 230元
22.	假面恐怖王	(精)	江戶川亂步著	特價 230元
23.	電人M	(精)	江戶川亂步著	特價 230元
24.	二十面相的詛咒	(精)	江戶川亂步著	特價 230元
25.	飛天二十面相	(精)	江戶川亂步著	特價 230元
26.	黃金怪獸	(精)	江戶川亂步著	特價 230元

・武 術 特 輯・大展編號 10

1.	陳式太極拳入門	馮志強編著	180元
2.	武式太極拳	郝少如編著	200元

3. 中國跆拳道實戰 100 例	岳維傳著	220 元
4. 教門長拳	蕭京凌編著	150 元
5. 跆拳道	蕭京凌編譯	180 元
6. 正傳合氣道	程曉鈴譯	200 元
8. 格鬥空手道	鄭旭旭編著	200 元
9. 實用跆拳道	陳國榮編著	200 元
10. 武術初學指南	李文英、解守德編著	250 元
11. 泰國拳	陳國榮著	180 元
12. 中國式摔跤	黃　斌編著	180 元
13. 太極劍入門	李德印編著	180 元
14. 太極拳運動	運動司編	250 元
15. 太極拳譜	清・王宗岳等著	280 元
16. 散手初學	冷　峰編著	200 元
17. 南拳	朱瑞琪編著	180 元
18. 吳式太極劍	王培生著	200 元
19. 太極拳健身與技擊	王培生著	250 元
20. 秘傳武當八卦掌	狄兆龍著	250 元
21. 太極拳論譚	沈　壽著	250 元
22. 陳式太極拳技擊法	馬　虹著	250 元
23. 二十四式/三十二式太極拳/劍	闞桂香著	180 元
24. 楊式秘傳 129 式太極長拳	張楚全著	280 元
25. 楊式太極拳架詳解	林炳堯著	280 元
26. 華佗五禽劍	劉時榮著	180 元
27. 太極拳基礎講座：基本功與簡化 24 式	李德印著	250 元
28. 武式太極拳精華	薛乃印著	200 元
29. 陳式太極拳拳理闡微	馬　虹著	350 元
30. 陳式太極拳體用全書	馬　虹著	400 元
31. 張三豐太極拳	陳占奎著	200 元
32. 中國太極推手	張　山主編	300 元
33. 48 式太極拳入門	門惠豐編著	220 元
34. 太極拳奇人奇功	嚴翰秀編著	250 元
35. 心意門秘籍	李新民編著	220 元
36. 三才門乾坤戊己功	王培生編著	220 元
37. 武式太極劍精華＋VCD	薛乃印編著	350 元
38. 楊式太極拳	傅鐘文演述	200 元
39. 陳式太極拳、劍 36 式	闞桂香編著	250 元
40. 正宗武式太極拳	薛乃印著	220 元
41. 杜元化＜太極拳正宗＞考析	王海洲等著	300 元
42. ＜珍貴版＞陳式太極拳	沈家楨著	280 元
43. 24 式太極拳＋VCD	中國國家體育總局著	350 元
44. 太極推手絕技	安在峰編著	250 元
45. 孫祿堂武學錄	孫祿堂著	300 元
46. ＜珍貴本＞陳式太極拳精選	馮志強著	280 元
47. 武當趙堡太極拳小架	鄭悟清傳授	250 元

48. 太極拳習練知識問答	邱丕相主編	220 元
49. 八法拳 八法槍	武世俊著	220 元
50. 地趟拳＋VCD	張憲政著	350 元
51. 四十八式太極拳＋VCD	楊 靜演示	400 元
52. 三十二式太極劍＋VCD	楊 靜演示	300 元
53. 隨曲就伸 中國太極拳名家對話錄	余功保著	300 元
54. 陳式太極拳五功八法十三勢	闞桂香著	200 元
55. 六合螳螂拳	劉敬儒等著	280 元
56. 古本新探華佗五禽戲	劉時榮編著	180 元
57. 陳式太極拳養生功＋VCD	陳正雷著	350 元
58. 中國循經太極拳二十四式教程	李兆生著	300 元
59. ＜珍貴本＞太極拳研究	唐豪・顧留馨著	250 元
60. 武當三豐太極拳	劉嗣傳著	300 元
61. 楊式太極拳體用圖解	崔仲三編著	400 元
62. 太極十三刀	張耀忠編著	230 元
63. 和式太極拳譜＋VCD	和有祿編著	450 元
64. 太極內功養生術	關永年著	300 元
65. 養生太極推手	黃康輝編著	280 元
66. 太極推手祕傳	安在峰編著	300 元
67. 楊少侯太極拳用架真詮	李璉編著	280 元
68. 細說陰陽相濟的太極拳	林冠澄著	350 元
69. 太極內功解祕	祝大彤編著	280 元

・彩色圖解太極武術・大展編號 102

1. 太極功夫扇	李德印編著	220 元
2. 武當太極劍	李德印編著	220 元
3. 楊式太極劍	李德印編著	220 元
4. 楊式太極刀	王志遠著	220 元
5. 二十四式太極拳（楊式）＋VCD	李德印編著	350 元
6. 三十二式太極劍（楊式）＋VCD	李德印編著	350 元
7. 四十二式太極劍＋VCD	李德印編著	350 元
8. 四十二式太極拳＋VCD	李德印編著	350 元
9. 16 式太極拳 18 式太極劍＋VCD	崔仲三著	350 元
10. 楊氏 28 式太極拳＋VCD	趙幼斌著	350 元
11. 楊式太極拳 40 式＋VCD	宗維潔編著	350 元
12. 陳式太極拳 56 式＋VCD	黃康輝等著	350 元
13. 吳式太極拳 45 式＋VCD	宗維潔編著	350 元
14. 精簡陳式太極拳 8 式、16 式	黃康輝編著	220 元
15. 精簡吳式太極拳＜36 式拳架・推手＞	柳恩久主編	220 元
16. 夕陽美功夫扇	李德印著	220 元
17. 綜合 48 式太極拳＋VCD	竺玉明編著	350 元
18. 32 式太極拳（四段）	宗維潔演示	220 元

・國際武術競賽套路・大展編號 103

1. 長拳	李巧玲執筆	220 元
2. 劍術	程慧琨執筆	220 元
3. 刀術	劉同為執筆	220 元
4. 槍術	張躍寧執筆	220 元
5. 棍術	殷玉柱執筆	220 元

・簡化太極拳・大展編號 104

1. 陳式太極拳十三式	陳正雷編著	200 元
2. 楊式太極拳十三式	楊振鐸編著	200 元
3. 吳式太極拳十三式	李秉慈編著	200 元
4. 武式太極拳十三式	喬松茂編著	200 元
5. 孫式太極拳十三式	孫劍雲編著	200 元
6. 趙堡太極拳十三式	王海洲編著	200 元

・導引養生功・大展編號 105

1. 疏筋壯骨功＋VCD	張廣德著	350 元
2. 導引保建功＋VCD	張廣德著	350 元
3. 頤身九段錦＋VCD	張廣德著	350 元
4. 九九還童功＋VCD	張廣德著	350 元
5. 舒心平血功＋VCD	張廣德著	350 元
6. 益氣養肺功＋VCD	張廣德著	350 元
7. 養生太極扇＋VCD	張廣德著	350 元
8. 養生太極棒＋VCD	張廣德著	350 元
9. 導引養生形體詩韻＋VCD	張廣德著	350 元
10. 四十九式經絡動功＋VCD	張廣德著	350 元

・中國當代太極拳名家名著・大展編號 106

1. 李德印太極拳規範教程	李德印著	550 元
2. 王培生吳式太極拳詮真	王培生著	500 元
3. 喬松茂武式太極拳詮真	喬松茂著	450 元
4. 孫劍雲孫式太極拳詮真	孫劍雲著	350 元
5. 王海洲趙堡太極拳詮真	王海洲著	500 元
6. 鄭琛太極拳道詮真	鄭琛著	450 元

・古代健身功法・大展編號 107

1. 練功十八法	蕭凌編著	200 元
2. 十段錦運動	劉時榮編著	180 元

3. 二十八式長壽健身操 劉時榮著 180 元
4. 簡易太極拳健身功 王建華著 200 元

·名師出高徒· 大展編號 111

1. 武術基本功與基本動作 劉玉萍編著 200 元
2. 長拳入門與精進 吳彬等著 220 元
3. 劍術刀術入門與精進 楊柏龍等著 220 元
4. 棍術、槍術入門與精進 邱丕相編著 220 元
5. 南拳入門與精進 朱瑞琪編著 220 元
6. 散手入門與精進 張山等著 220 元
7. 太極拳入門與精進 李德印編著 280 元
8. 太極推手入門與精進 田金龍編著 220 元

·實用武術技擊· 大展編號 112

1. 實用自衛拳法 溫佐惠著 250 元
2. 搏擊術精選 陳清山等著 220 元
3. 秘傳防身絕技 程崑彬著 230 元
4. 振藩截拳道入門 陳琦平著 220 元
5. 實用擒拿法 韓建中著 220 元
6. 擒拿反擒拿 88 法 韓建中著 250 元
7. 武當秘門技擊術入門篇 高翔著 250 元
8. 武當秘門技擊術絕技篇 高翔著 250 元
9. 太極拳實用技擊法 武世俊著 220 元
10. 奪凶器基本技法 韓建中著 220 元

·中國武術規定套路· 大展編號 113

1. 螳螂拳 中國武術系列 300 元
2. 劈掛拳 規定套路編寫組 300 元
3. 八極拳 國家體育總局 250 元
4. 木蘭拳 國家體育總局 230 元

·中華傳統武術· 大展編號 114

1. 中華古今兵械圖考 裴錫榮主編 280 元
2. 武當劍 陳湘陵編著 200 元
3. 梁派八卦掌（老八掌） 李子鳴遺著 220 元
4. 少林 72 藝與武當 36 功 裴錫榮主編 230 元
5. 三十六把擒拿 佐藤金兵衛主編 200 元
6. 武當太極拳與盤手 20 法 裴錫榮主編 220 元

・少 林 功 夫・ 大展編號 115

1. 少林打擂秘訣　德虔、素法編著　300 元
2. 少林三大名拳 炮拳、大洪拳、六合拳　門惠豐等著　200 元
3. 少林三絕 氣功、點穴、擒拿　德虔編著　300 元
4. 少林怪兵器秘傳　素法等著　250 元
5. 少林護身暗器秘傳　素法等著　220 元
6. 少林金剛硬氣功　楊維編著　250 元
7. 少林棍法大全　德虔、素法編著　250 元
8. 少林看家拳　德虔、素法編著　250 元
9. 少林正宗七十二藝　德虔、素法編著　280 元
10. 少林瘋魔棍闡宗　馬德著　250 元
11. 少林正宗太祖拳法　高翔著　280 元
12. 少林拳技擊入門　劉世君編著　220 元
13. 少林十路鎮山拳　吳景川主編　300 元
14. 少林氣功秘集　釋德虔編著　220 元
15. 少林十大武藝　吳景川主編　450 元

・迷蹤拳系列・ 大展編號 116

1. 迷蹤拳（一）+VCD　李玉川編著　350 元
2. 迷蹤拳（二）+VCD　李玉川編著　350 元
3. 迷蹤拳（三）　李玉川編著　250 元
4. 迷蹤拳（四）+VCD　李玉川編著　580 元
5. 迷蹤拳（五）　李玉川編著　250 元

・原地太極拳系列・大展編號 11

1. 原地綜合太極拳 24 式　胡啟賢創編　220 元
2. 原地活步太極拳 42 式　胡啟賢創編　200 元
3. 原地簡化太極拳 24 式　胡啟賢創編　200 元
4. 原地太極拳 12 式　胡啟賢創編　200 元
5. 原地青少年太極拳 22 式　胡啟賢創編　220 元

・道 學 文 化・大展編號 12

1. 道在養生：道教長壽術　郝勤等著　250 元
2. 龍虎丹道：道教內丹術　郝勤著　300 元
3. 天上人間：道教神仙譜系　黃德海著　250 元
4. 步罡踏斗：道教祭禮儀典　張澤洪著　250 元
5. 道醫窺秘：道教醫學康復術　王慶餘等著　250 元
6. 勸善成仙：道教生命倫理　李剛著　250 元
7. 洞天福地：道教宮觀勝境　沙銘壽著　250 元
8. 青詞碧簫：道教文學藝術　楊光文等著　250 元

9.	沈博絕麗：道教格言精粹	朱耕發等著	250 元

・易 學 智 慧・大展編號 122

1.	易學與管理	余敦康主編	250 元
2.	易學與養生	劉長林等著	300 元
3.	易學與美學	劉綱紀等著	300 元
4.	易學與科技	董光壁著	280 元
5.	易學與建築	韓增祿著	280 元
6.	易學源流	鄭萬耕著	280 元
7.	易學的思維	傅雲龍等著	250 元
8.	周易與易圖	李申著	250 元
9.	中國佛教與周易	王仲堯著	350 元
10.	易學與儒學	任俊華著	350 元
11.	易學與道教符號揭秘	詹石窗著	350 元
12.	易傳通論	王博著	250 元
13.	談古論今說周易	龐鈺龍著	280 元
14.	易學與史學	吳懷祺著	230 元
15.	易學與天文	盧央著	230 元
16.	易學與生態環境	楊文衡著	230 元
17.	易學與中國傳統醫學	蕭漢民著	280 元

・神 算 大 師・大展編號 123

1.	劉伯溫神算兵法	應涵編著	280 元
2.	姜太公神算兵法	應涵編著	280 元
3.	鬼谷子神算兵法	應涵編著	280 元
4.	諸葛亮神算兵法	應涵編著	280 元

・鑑 往 知 來・大展編號 124

1.	《三國志》給現代人的啟示	陳羲主編	220 元
2.	《史記》給現代人的啟示	陳羲主編	220 元
3.	《論語》給現代人的啟示	陳羲主編	220 元

・秘傳占卜系列・大展編號 14

1.	手相術	淺野八郎著	180 元
2.	人相術	淺野八郎著	180 元
3.	西洋占星術	淺野八郎著	180 元
4.	中國神奇占卜	淺野八郎著	150 元
5.	夢判斷	淺野八郎著	150 元
7.	法國式血型學	淺野八郎著	150 元
8.	靈感、符咒學	淺野八郎著	150 元

9. 紙牌占卜術	淺野八郎著	150 元
10. ESP 超能力占卜	淺野八郎著	150 元
11. 猶太數的秘術	淺野八郎著	150 元
13. 塔羅牌預言秘法	淺野八郎著	200 元

・趣味心理講座・大展編號 15

1. 性格測驗（1） 探索男與女	淺野八郎著	140 元
2. 性格測驗（2） 透視人心奧秘	淺野八郎著	140 元
3. 性格測驗（3） 發現陌生的自己	淺野八郎著	140 元
4. 性格測驗（4） 發現你的真面目	淺野八郎著	140 元
5. 性格測驗（5） 讓你們吃驚	淺野八郎著	140 元
6. 性格測驗（6） 洞穿心理盲點	淺野八郎著	140 元
7. 性格測驗（7） 探索對方心理	淺野八郎著	140 元
8. 性格測驗（8） 由吃認識自己	淺野八郎著	160 元
9. 性格測驗（9） 戀愛知多少	淺野八郎著	160 元
10. 性格測驗（10）由裝扮瞭解人心	淺野八郎著	160 元
11. 性格測驗（11）敲開內心玄機	淺野八郎著	140 元
12. 性格測驗（12）透視你的未來	淺野八郎著	160 元
13. 血型與你的一生	淺野八郎著	160 元
14. 趣味推理遊戲	淺野八郎著	160 元
15. 行為語言解析	淺野八郎著	160 元

・婦幼天地・大展編號 16

1. 八萬人減肥成果	黃靜香譯	180 元
2. 三分鐘減肥體操	楊鴻儒譯	150 元
3. 窈窕淑女美髮秘訣	柯素娥譯	130 元
4. 使妳更迷人	成　玉譯	130 元
5. 女性的更年期	官舒妍編譯	160 元
6. 胎內育兒法	李玉瓊編譯	150 元
7. 早產兒袋鼠式護理	唐岱蘭譯	200 元
9. 初次育兒 12 個月	婦幼天地編譯組	180 元
10. 斷乳食與幼兒食	婦幼天地編譯組	180 元
11. 培養幼兒能力與性向	婦幼天地編譯組	180 元
12. 培養幼兒創造力的玩具與遊戲	婦幼天地編譯組	180 元
13. 幼兒的症狀與疾病	婦幼天地編譯組	180 元
14. 腿部苗條健美法	婦幼天地編譯組	180 元
15. 女性腰痛別忽視	婦幼天地編譯組	150 元
16. 舒展身心體操術	李玉瓊編譯	130 元
17. 三分鐘臉部體操	趙薇妮著	160 元
18. 生動的笑容表情術	趙薇妮著	160 元
19. 心曠神怡減肥法	川津祐介著	130 元
20. 內衣使妳更美麗	陳玄茹譯	130 元

21.	瑜伽美姿美容	黃靜香編著	180 元
22.	高雅女性裝扮學	陳珮玲譯	180 元
23.	蠶糞肌膚美顏法	梨秀子著	160 元
24.	認識妳的身體	李玉瓊譯	160 元
25.	產後恢復苗條體態	居理安・芙萊喬著	200 元
26.	正確護髮美容法	山崎伊久江著	180 元
27.	安琪拉美姿養生學	安琪拉蘭斯博瑞著	180 元
28.	女體性醫學剖析	增田豐著	220 元
29.	懷孕與生產剖析	岡部綾子著	180 元
30.	斷奶後的健康育兒	東城百合子著	220 元
31.	引出孩子幹勁的責罵藝術	多湖輝著	170 元
32.	培養孩子獨立的藝術	多湖輝著	170 元
33.	子宮肌瘤與卵巢囊腫	陳秀琳編著	180 元
34.	下半身減肥法	納他夏・史達賓著	180 元
35.	女性自然美容法	吳雅菁編著	180 元
36.	再也不發胖	池園悅太郎著	170 元
37.	生男生女控制術	中垣勝裕著	220 元
38.	使妳的肌膚更亮麗	楊　皓編著	170 元
39.	臉部輪廓變美	芝崎義夫著	180 元
40.	斑點、皺紋自己治療	高須克彌著	180 元
41.	面皰自己治療	伊藤雄康著	180 元
42.	隨心所欲瘦身冥想法	原久子著	180 元
43.	胎兒革命	鈴木丈織著	180 元
44.	NS 磁氣平衡法塑造窈窕奇蹟	古屋和江著	180 元
45.	享瘦從腳開始	山田陽子著	180 元
46.	小改變瘦 4 公斤	宮本裕子著	180 元
47.	軟管減肥瘦身	高橋輝男著	180 元
48.	海藻精神秘美容法	劉名揚編著	180 元
49.	肌膚保養與脫毛	鈴木真理著	180 元
50.	10 天減肥 3 公斤	彤雲編輯組	180 元
51.	穿出自己的品味	西村玲子著	280 元
52.	小孩髮型設計	李芳黛譯	250 元

・青　春　天　地・大展編號 17

1.	A 血型與星座	柯素娥編譯	160 元
2.	B 血型與星座	柯素娥編譯	160 元
3.	0 血型與星座	柯素娥編譯	160 元
4.	AB 血型與星座	柯素娥編譯	120 元
5.	青春期性教室	呂貴嵐編譯	130 元
9.	小論文寫作秘訣	林顯茂編譯	120 元
11.	中學生野外遊戲	熊谷康編著	120 元
12.	恐怖極短篇	柯素娥編譯	130 元
13.	恐怖夜話	小毛驢編譯	130 元

14. 恐怖幽默短篇	小毛驢編譯	120 元
15. 黑色幽默短篇	小毛驢編譯	120 元
16. 靈異怪談	小毛驢編譯	130 元
17. 錯覺遊戲	小毛驢編著	130 元
18. 整人遊戲	小毛驢編著	150 元
19. 有趣的超常識	柯素娥編譯	130 元
20. 哦！原來如此	林慶旺編譯	130 元
21. 趣味競賽 100 種	劉名揚編譯	120 元
22. 數學謎題入門	宋釗宜編譯	150 元
23. 數學謎題解析	宋釗宜編譯	150 元
24. 透視男女心理	林慶旺編譯	120 元
25. 少女情懷的自白	李桂蘭編譯	120 元
26. 由兄弟姊妹看命運	李玉瓊編譯	130 元
27. 趣味的科學魔術	林慶旺編譯	150 元
28. 趣味的心理實驗室	李燕玲編譯	150 元
29. 愛與性心理測驗	小毛驢編譯	130 元
30. 刑案推理解謎	小毛驢編譯	180 元
31. 偵探常識推理	小毛驢編譯	180 元
32. 偵探常識解謎	小毛驢編譯	130 元
33. 偵探推理遊戲	小毛驢編譯	180 元
34. 趣味的超魔術	廖玉山編著	150 元
35. 趣味的珍奇發明	柯素娥編著	150 元
36. 登山用具與技巧	陳瑞菊編著	150 元
37. 性的漫談	蘇燕謀編著	180 元
38. 無的漫談	蘇燕謀編著	180 元
39. 黑色漫談	蘇燕謀編著	180 元
40. 白色漫談	蘇燕謀編著	180 元

・健　康　天　地・大展編號 18

1. 壓力的預防與治療	柯素娥編譯	130 元
2. 超科學氣的魔力	柯素娥編譯	130 元
3. 尿療法治病的神奇	中尾良一著	130 元
4. 鐵證如山的尿療法奇蹟	廖玉山譯	120 元
5. 一日斷食健康法	葉慈容編譯	150 元
6. 胃部強健法	陳炳崑譯	120 元
7. 癌症早期檢查法	廖松濤譯	160 元
8. 老人痴呆症防止法	柯素娥編譯	170 元
9. 松葉汁健康飲料	陳麗芬編譯	150 元
10. 揉肚臍健康法	永井秋夫著	150 元
11. 過勞死、猝死的預防	卓秀貞編譯	130 元
12. 高血壓治療與飲食	藤山順豐著	180 元
13. 老人看護指南	柯素娥編譯	150 元
14. 美容外科淺談	楊啟宏著	150 元

15. 美容外科新境界	楊啟宏著	150 元
16. 鹽是天然的醫生	西英司郎著	140 元
17. 年輕十歲不是夢	梁瑞麟譯	200 元
18. 茶料理治百病	桑野和民著	180 元
20. 杜仲茶養顏減肥法	西田博著	170 元
21. 蜂膠驚人療效	瀨長良三郎著	180 元
22. 蜂膠治百病	瀨長良三郎著	180 元
23. 醫藥與生活	鄭炳全著	180 元
24. 鈣長生寶典	落合敏著	180 元
25. 大蒜長生寶典	木下繁太郎著	160 元
26. 居家自我健康檢查	石川恭三著	160 元
27. 永恆的健康人生	李秀鈴譯	200 元
28. 大豆卵磷脂長生寶典	劉雪卿譯	150 元
29. 芳香療法	梁艾琳譯	160 元
30. 醋長生寶典	柯素娥譯	180 元
31. 從星座透視健康	席拉・吉蒂斯著	180 元
32. 愉悅自在保健學	野本二士夫著	160 元
33. 裸睡健康法	丸山淳士等著	160 元
35. 維他命長生寶典	菅原明子著	180 元
36. 維他命 C 新效果	鐘文訓編	150 元
37. 手、腳病理按摩	堤芳朗著	160 元
38. AIDS 瞭解與預防	彼得塔歇爾著	180 元
39. 甲殼質殼聚糖健康法	沈永嘉譯	160 元
40. 神經痛預防與治療	木下真男著	160 元
41. 室內身體鍛鍊法	陳炳崑編著	160 元
42. 吃出健康藥膳	劉大器編著	180 元
43. 自我指壓術	蘇燕謀編著	160 元
44. 紅蘿蔔汁斷食療法	李玉瓊編著	150 元
45. 洗心術健康秘法	竺翠萍編譯	170 元
46. 枇杷葉健康療法	柯素娥編譯	180 元
47. 抗衰血癒	楊啟宏著	180 元
48. 與癌搏鬥記	逸見政孝著	180 元
49. 冬蟲夏草長生寶典	高橋義博著	170 元
50. 痔瘡・大腸疾病先端療法	宮島伸宜著	180 元
51. 膠布治癒頑固慢性病	加瀨建造著	180 元
52. 芝麻神奇健康法	小林貞作著	170 元
53. 香煙能防止癡呆？	高田明和著	180 元
54. 穀菜食治癌療法	佐藤成志著	180 元
55. 貼藥健康法	松原英多著	180 元
56. 克服癌症調和道呼吸法	帶津良一著	180 元
58. 青春永駐養生導引術	早島正雄著	180 元
59. 改變呼吸法創造健康	原久子著	180 元
60. 荷爾蒙平衡養生秘訣	出村博著	180 元
61. 水美肌健康法	井戶勝富著	170 元

62. 認識食物掌握健康	廖梅珠編著	170 元
64. 酸莖菌驚人療效	上田明彥著	180 元
65. 大豆卵磷脂治現代病	神津健一著	200 元
66. 時辰療法—危險時刻凌晨 4 時	呂建強等著	180 元
67. 自然治癒力提升法	帶津良一著	180 元
68. 巧妙的氣保健法	藤平墨子著	180 元
69. 治癒 C 型肝炎	熊田博光著	180 元
70. 肝臟病預防與治療	劉名揚編著	180 元
71. 腰痛平衡療法	荒井政信著	180 元
72. 根治多汗症、狐臭	稻葉益巳著	220 元
73. 40 歲以後的骨質疏鬆症	沈永嘉譯	180 元
74. 認識中藥	松下一成著	180 元
75. 認識氣的科學	佐佐木茂美著	180 元
76. 我戰勝了癌症	安田伸著	180 元
77. 斑點是身心的危險信號	中野進著	180 元
78. 艾波拉病毒大震撼	玉川重德著	180 元
79. 重新還我黑髮	桑名隆一郎著	180 元
80. 身體節律與健康	林博史著	180 元
81. 生薑治萬病	石原結實著	180 元
83. 木炭驚人的威力	大槻彰著	200 元
84. 認識活性氧	井土貴司著	180 元
85. 深海鮫治百病	廖玉山編著	180 元
86. 神奇的蜂王乳	井上丹治著	180 元
87. 卡拉 OK 健腦法	東潔著	180 元
88. 卡拉 OK 健康法	福田伴男著	180 元
89. 醫藥與生活（二）	鄭炳全著	200 元
91. 年輕 10 歲快步健康法	石塚忠雄著	180 元
92. 石榴的驚人神效	岡本順子著	180 元
93. 飲料健康法	白鳥早奈英著	180 元
94. 健康棒體操	劉名揚編譯	180 元
95. 催眠健康法	蕭京凌編著	180 元
96. 鬱金（美王）治百病	水野修一著	180 元
97. 醫藥與生活（三）	鄭炳全著	200 元

・實用女性學講座・大展編號 19

1. 解讀女性內心世界	島田一男著	150 元
2. 塑造成熟的女性	島田一男著	150 元
3. 女性整體裝扮學	黃靜香編著	180 元
4. 女性應對禮儀	黃靜香編著	180 元
5. 女性婚前必修	小野十傳著	200 元
6. 徹底瞭解女人	田口二州著	180 元
7. 拆穿女性謊言 88 招	島田一男著	200 元
8. 解讀女人心	島田一男著	200 元

9.	俘獲女性絕招	志賀貢著	200 元
10.	愛情的壓力解套	中村理英子著	200 元
11.	妳是人見人愛的女孩	廖松濤編著	200 元

・校 園 系 列・大展編號 20

1.	讀書集中術	多湖輝著	180 元
2.	應考的訣竅	多湖輝著	150 元
3.	輕鬆讀書贏得聯考	多湖輝著	180 元
4.	讀書記憶秘訣	多湖輝著	180 元
5.	視力恢復！超速讀術	江錦雲譯	180 元
6.	讀書 36 計	黃柏松編著	180 元
7.	驚人的速讀術	鐘文訓編著	170 元
8.	學生課業輔導良方	多湖輝著	180 元
9.	超速讀超記憶法	廖松濤編著	180 元
10.	速算解題技巧	宋釗宜編著	200 元
11.	看圖學英文	陳炳崑編著	200 元
12.	讓孩子最喜歡數學	沈永嘉譯	180 元
13.	催眠記憶術	林碧清譯	180 元
14.	催眠速讀術	林碧清譯	180 元
15.	數學式思考學習法	劉淑錦譯	200 元
16.	考試憑要領	劉孝暉著	180 元
17.	事半功倍讀書法	王毅希著	200 元
18.	超金榜題名術	陳蒼杰譯	200 元
19.	靈活記憶術	林耀慶編著	180 元
20.	數學增強要領	江修楨編著	180 元
21.	使頭腦靈活的數學	逢澤明著	200 元
22.	難解數學破題	宋釗宜著	200 元

・實用心理學講座・大展編號 21

1.	拆穿欺騙伎倆	多湖輝著	140 元
2.	創造好構想	多湖輝著	140 元
3.	面對面心理術	多湖輝著	160 元
4.	偽裝心理術	多湖輝著	140 元
5.	透視人性弱點	多湖輝著	180 元
6.	自我表現術	多湖輝著	180 元
7.	不可思議的人性心理	多湖輝著	180 元
8.	催眠術入門	多湖輝著	180 元
9.	責罵部屬的藝術	多湖輝著	150 元
10.	精神力	多湖輝著	150 元
11.	厚黑說服術	多湖輝著	150 元
12.	集中力	多湖輝著	150 元
13.	構想力	多湖輝著	150 元

14. 深層心理術　多湖輝著　160元
15. 深層語言術　多湖輝著　160元
16. 深層說服術　多湖輝著　180元
17. 掌握潛在心理　多湖輝著　160元
18. 洞悉心理陷阱　多湖輝著　180元
19. 解讀金錢心理　多湖輝著　180元
20. 拆穿語言圈套　多湖輝著　180元
21. 語言的內心玄機　多湖輝著　180元
22. 積極力　多湖輝著　180元

・超現實心靈講座・大展編號 22

1. 超意識覺醒法　詹蔚芬編譯　130元
2. 護摩秘法與人生　劉名揚編譯　130元
3. 秘法！超級仙術入門　陸明譯　150元
4. 給地球人的訊息　柯素娥編著　150元
5. 密教的神通力　劉名揚編著　130元
6. 神秘奇妙的世界　平川陽一著　200元
7. 地球文明的超革命　吳秋嬌譯　200元
8. 力量石的秘密　吳秋嬌譯　180元
9. 超能力的靈異世界　馬小莉譯　200元
10. 逃離地球毀滅的命運　吳秋嬌譯　200元
11. 宇宙與地球終結之謎　南山宏著　200元
12. 驚世奇功揭秘　傅起鳳著　200元
13. 啟發身心潛力心象訓練法　栗田昌裕著　180元
14. 仙道術遁甲法　高藤聰一郎著　220元
15. 神通力的秘密　中岡俊哉著　180元
16. 仙人成仙術　高藤聰一郎著　200元
17. 仙道符咒氣功法　高藤聰一郎著　220元
18. 仙道風水術尋龍法　高藤聰一郎著　200元
19. 仙道奇蹟超幻像　高藤聰一郎著　200元
20. 仙道鍊金術房中法　高藤聰一郎著　200元
21. 奇蹟超醫療治癒難病　深野一幸著　220元
22. 揭開月球的神秘力量　超科學研究會　180元
23. 秘傳！西藏密教奧義　高藤聰一郎著　250元
24. 改變你的夢術入門　高藤聰一郎著　250元
25. 21世紀拯救地球超技術　深野一幸著　250元

・養　生　保　健・大展編號 23

1. 醫療養生氣功　黃孝寬著　250元
2. 中國氣功圖譜　余功保著　250元
3. 少林醫療氣功精粹　井玉蘭著　250元
4. 龍形實用氣功　吳大才等著　220元

5.	魚戲增視強身氣功	宮　嬰著	220 元
7.	道家玄牝氣功	張　章著	200 元
8.	仙家秘傳袪病功	李遠國著	160 元
9.	少林十大健身功	秦慶豐著	180 元
10.	中國自控氣功	張明武著	250 元
11.	醫療防癌氣功	黃孝寬著	250 元
12.	醫療強身氣功	黃孝寬著	250 元
13.	醫療點穴氣功	黃孝寬著	250 元
14.	中國八卦如意功	趙維漢著	180 元
15.	正宗馬禮堂養氣功	馬禮堂著	420 元
16.	秘傳道家筋經內丹功	王慶餘著	300 元
17.	三元開慧功	辛桂林著	250 元
18.	防癌治癌新氣功	郭　林著	180 元
19.	禪定與佛家氣功修煉	劉天君著	200 元
20.	顛倒之術	梅自強著	360 元
21.	簡明氣功辭典	吳家駿編	360 元
22.	八卦三合功	張全亮著	230 元
23.	朱砂掌健身養生功	楊永著	250 元
24.	抗老功	陳九鶴著	230 元
25.	意氣按穴排濁自療法	黃啟運編著	250 元
26.	陳式太極拳養生功	陳正雷著	200 元
27.	健身祛病小功法	王培生著	200 元
28.	張式太極混元功	張春銘著	250 元
29.	中國璇密功	羅琴編著	250 元
30.	中國少林禪密功	齊飛龍著	200 元
31.	郭林新氣功	郭林新氣功研究所	400 元
32.	太極 八卦之源與健身養生	鄭志鴻等著	280 元
33.	現代原始氣功<1>	林始原著	400 元

・社會人智囊・大展編號 24

1.	糾紛談判術	清水增三著	160 元
2.	創造關鍵術	淺野八郎著	150 元
3.	觀人術	淺野八郎著	200 元
4.	應急詭辯術	廖英迪編著	160 元
5.	天才家學習術	木原武一著	160 元
6.	貓型狗式鑑人術	淺野八郎著	180 元
7.	逆轉運掌握術	淺野八郎著	180 元
8.	人際圓融術	澀谷昌三著	160 元
9.	解讀人心術	淺野八郎著	180 元
10.	與上司水乳交融術	秋元隆司著	180 元
11.	男女心態定律	小田晉著	180 元
12.	幽默說話術	林振輝編著	200 元
13.	人能信賴幾分	淺野八郎著	180 元

14.	我一定能成功	李玉瓊譯	180 元
15.	獻給青年的嘉言	陳蒼杰譯	180 元
16.	知人、知面、知其心	林振輝編著	180 元
17.	塑造堅強的個性	坂上肇著	180 元
18.	為自己而活	佐藤綾子著	180 元
19.	未來十年與愉快生活有約	船井幸雄著	180 元
20.	超級銷售話術	杜秀卿譯	180 元
21.	感性培育術	黃靜香編著	180 元
22.	公司新鮮人的禮儀規範	蔡媛惠譯	180 元
23.	傑出職員鍛鍊術	佐佐木正著	180 元
24.	面談獲勝戰略	李芳黛譯	180 元
25.	金玉良言撼人心	森純大著	180 元
26.	男女幽默趣典	劉華亭編著	180 元
27.	機智說話術	劉華亭編著	180 元
28.	心理諮商室	柯素娥譯	180 元
29.	如何在公司崢嶸頭角	佐佐木正著	180 元
30.	機智應對術	李玉瓊編著	200 元
31.	克服低潮良方	坂野雄二著	180 元
32.	智慧型說話技巧	沈永嘉編著	180 元
33.	記憶力、集中力增進術	廖松濤編著	180 元
34.	女職員培育術	林慶旺編著	180 元
35.	自我介紹與社交禮儀	柯素娥編著	180 元
36.	積極生活創幸福	田中真澄著	180 元
37.	妙點子超構想	多湖輝著	180 元
38.	說 NO 的技巧	廖玉山編著	180 元
39.	一流說服力	李玉瓊編著	180 元
40.	般若心經成功哲學	陳鴻蘭編著	180 元
41.	訪問推銷術	黃靜香編著	180 元
42.	男性成功秘訣	陳蒼杰編著	180 元
43.	笑容、人際智商	宮川澄子著	180 元
44.	多湖輝的構想工作室	多湖輝著	200 元
45.	名人名語啟示錄	喬家楓著	180 元
46.	口才必勝術	黃柏松編著	220 元
47.	能言善道的說話秘訣	章智冠編著	180 元
48.	改變人心成為贏家	多湖輝著	200 元
49.	說服的ＩＱ	沈永嘉譯	200 元
50.	提升腦力超速讀術	齊藤英治著	200 元
51.	操控對手百戰百勝	多湖輝著	200 元
52.	面試成功戰略	柯素娥編著	200 元
53.	摸透男人心	劉華亭編著	180 元
54.	撼動人心優勢口才	龔伯牧編著	180 元
55.	如何使對方說 yes	程　羲編著	200 元
56.	小道理・美好生活	林政峰編著	180 元
57.	拿破崙智慧箴言	柯素娥編著	200 元

58. 解開第六感之謎　匠英一編著　200 元
59. 讀心術入門　王嘉成編著　180 元
60. 這趟人生怎麼走　李亦盛編著　200 元
61. 這趟人生無限好　李亦盛編著　200 元

・精　選　系　列・大展編號 25

1. 毛澤東與鄧小平　渡邊利夫等著　280 元
2. 中國大崩裂　江戶介雄著　180 元
3. 台灣・亞洲奇蹟　上村幸治著　220 元
4. 7-ELEVEN 高盈收策略　國友隆一著　180 元
5. 台灣獨立（新・中國日本戰爭一）　森詠著　200 元
6. 迷失中國的末路　江戶雄介著　220 元
7. 2000 年 5 月全世界毀滅　紫藤甲子男著　180 元
8. 失去鄧小平的中國　小島朋之著　220 元
9. 世界史爭議性異人傳　桐生操著　200 元
10. 淨化心靈享人生　松濤弘道著　220 元
11. 人生心情診斷　賴藤和寬著　220 元
12. 中美大決戰　檜山良昭著　220 元
13. 黃昏帝國美國　莊雯琳譯　220 元
14. 兩岸衝突（新・中國日本戰爭二）　森詠著　220 元
15. 封鎖台灣（新・中國日本戰爭三）　森詠著　220 元
16. 中國分裂（新・中國日本戰爭四）　森詠著　220 元
17. 由女變男的我　虎井正衛著　200 元
18. 佛學的安心立命　松濤弘道著　220 元
19. 世界喪禮大觀　松濤弘道著　280 元
20. 中國內戰（新・中國日本戰爭五）　森詠著　220 元
21. 台灣內亂（新・中國日本戰爭六）　森詠著　220 元
22. 琉球戰爭①（新・中國日本戰爭七）　森詠著　220 元
23. 琉球戰爭②（新・中國日本戰爭八）　森詠著　220 元
24. 台海戰爭（新・中國日本戰爭九）　森詠著　220 元
25. 美中開戰（新・中國日本戰爭十）　森詠著　220 元
26. 東海戰爭①（新・中國日本戰爭十一）森詠著　220 元
27. 東海戰爭②（新・中國日本戰爭十二）森詠著　220 元

・運　動　遊　戲・大展編號 26

1. 雙人運動　李玉瓊譯　160 元
2. 愉快的跳繩運動　廖玉山譯　180 元
3. 運動會項目精選　王佑京譯　150 元
4. 肋木運動　廖玉山譯　150 元
5. 測力運動　王佑宗譯　150 元
6. 游泳入門　唐桂萍編著　200 元
7. 帆板衝浪　王勝利譯　300 元

8. 蛙泳七日通	溫仲華編著	180元
9. 中老年人游泳指導	溫仲華著	180元
10. 爬泳(自由式)技術與練習	吳河海著	180元
11. 仰泳技術與練習	吳河海著	180元
12. 蝶泳技術與練習	吳河海著	180元
19. 直排輪休閒與競技	劉仁輝編著	220元
20. 乒乓球發球與接發球	張良西著	200元
21. 乒乓球雙打	李浩松著	180元
22. 乒乓球削球	王蒲主編	220元
23. 乒乓球打法與戰術	岳海鵬編著	220元
24. 乒乓球步法的技巧	張博著	220元

・運動精進叢書・大展編號 261

1. 怎樣跑得快	沈信生主編	200元
2. 怎樣投得遠	沈信生主編	180元
3. 怎樣跳得遠	沈信生主編	180元
4. 怎樣跳得高	沈信生主編	180元
5. 高爾夫揮桿原理	耿玉東編著	220元
6. 網球技巧圖解	宋強編著	220元
7. 排球技巧圖解	鍾秉樞主編	230元
8. 沙灘排球技巧圖解	鍾秉樞主編	230元

・休 閒 娛 樂・大展編號 27

1. 海水魚飼養法	田中智浩著	300元
2. 金魚飼養法	曾雪玫譯	250元
3. 熱門海水魚	毛利匡明著	480元
4. 愛犬的教養與訓練	池田好雄著	250元
5. 狗教養與疾病	杉浦哲著	220元
6. 小動物養育技巧	三上昇著	300元
7. 水草選擇、培育、消遣	安齊裕司著	300元
8. 四季釣魚法	釣朋會著	200元
9. 簡易釣魚入門	張果馨譯	200元
10. 防波堤釣入門	張果馨譯	220元
11. 透析愛犬習性	沈永嘉譯	200元
15. 一年花事早知道	劉宏濤編著	280元
16. 常見花卉栽培	科學研究所編著	280元
17. 養花竅門 99 招	劉宏濤編著	220元
18. 盆花養護 99 招	劉宏濤編著	220元
19. 盆景養護 83 招	彭春生編著	220元
20. 園藝植物管理	船越亮二著	220元
21. 實用家庭菜園ＤＩＹ	孔翔儀著	200元
22. 住宅修補ＤＩＹ	吉田徹著	200元

23. 假日木工ＤＩＹ	李久霖譯	200 元
30. 汽車急救ＤＩＹ	陳瑞雄編著	200 元
31. 巴士旅行遊戲	陳羲編著	180 元
32. 測驗你的ＩＱ	蕭京凌編著	180 元
33. 益智數字遊戲	廖玉山編著	180 元
34. 益智腦力激盪	劉筱卉編著	180 元
35. 對人有助益的數字	伸田紀夫著	180 元
40. 撲克牌遊戲與贏牌秘訣	林振輝編著	180 元
41. 撲克牌魔術、算命、遊戲	林振輝編著	180 元
42. 撲克占卜入門	王家成編著	180 元
43. 撲克牌遊戲入門	張欣筑編著	180 元
49. 趣味性史漫談	玄虛叟編著	200 元
50. 兩性幽默	幽默選集編輯組	180 元
51. 異色幽默	幽默選集編輯組	180 元
52. 幽默魔法鏡	玄虛叟編著	180 元
53. 幽默樂透站	玄虛叟編著	180 元
60. 圖解交際舞速成	鐘文訓編著	220 元
70. 亞洲真實恐怖事件	楊鴻儒譯	200 元

・銀髮族智慧學・大展編號 28

1. 銀髮六十樂逍遙	多湖輝著	170 元
2. 人生六十反年輕	多湖輝著	170 元
3. 六十歲的決斷	多湖輝著	170 元
4. 銀髮族健身指南	孫瑞台編著	250 元
5. 退休後的夫妻健康生活	施聖茹譯	200 元

・飲 食 保 健・大展編號 29

1. 自己製作健康茶	大海淳著	220 元
2. 好吃、具藥效茶料理	德永睦子著	220 元
3. 改善慢性病健康藥草茶	吳秋嬌譯	200 元
4. 藥酒與健康果菜汁	成玉編著	250 元
5. 家庭保健養生湯	馬汴梁編著	220 元
6. 降低膽固醇的飲食	早川和志著	200 元
7. 女性癌症的飲食	女子營養大學	280 元
8. 痛風者的飲食	女子營養大學	280 元
9. 貧血者的飲食	女子營養大學	280 元
10. 高脂血症者的飲食	女子營養大學	280 元
11. 男性癌症的飲食	女子營養大學	280 元
12. 過敏者的飲食	女子營養大學	280 元
13. 心臟病的飲食	女子營養大學	280 元
14. 滋陰壯陽的飲食	王增著	220 元
15. 胃、十二指腸潰瘍的飲食	勝健一等著	280 元

16. 肥胖者的飲食	雨宮禎子等著	280 元
17. 癌症有效的飲食	河內卓等著	300 元
18. 糖尿病有效的飲食	山田信博等著	300 元
19. 骨質疏鬆症有效的飲食	板橋明等著	300 元
20. 高血壓有效的飲食	大內尉義著	300 元
21. 肝病有效的飲食	田中武等著	300 元
22. 成人病有效的飲食	編輯群著	230 元

・家庭醫學保健・大展編號 30

1. 女性醫學大全	雨森良彥著	380 元
2. 初為人父育兒寶典	小瀧周曹著	220 元
3. 性活力強健法	相建華著	220 元
4. 30 歲以上的懷孕與生產	李芳黛編著	220 元
5. 舒適的女性更年期	野末悅子著	200 元
6. 夫妻前戲的技巧	笠井寬司著	200 元
7. 病理足穴按摩	金慧明著	220 元
8. 爸爸的更年期	河野孝旺著	200 元
9. 橡皮帶健康法	山田晶著	180 元
10. 三十三天健美減肥	相建華等著	180 元
11. 男性健美入門	孫玉祿編著	180 元
12. 強化肝臟秘訣	主婦之友社編	200 元
13. 了解藥物副作用	張果馨譯	200 元
15. 左轉健康法	龜田修等著	200 元
16. 實用天然藥物	鄭炳全編著	260 元
17. 神秘無痛平衡療法	林宗駛著	180 元
18 膝蓋健康法	張果馨譯	180 元
19. 針灸治百病	葛書翰著	250 元
20. 異位性皮膚炎治癒法	吳秋嬌譯	220 元
21. 禿髮白髮預防與治療	陳炳崑編著	180 元
22. 埃及皇宮菜健康法	飯森薰著	200 元
23. 肝臟病安心治療	上野幸久著	220 元
24. 耳穴治百病	陳抗美等著	250 元
25. 高效果指壓法	五十嵐康彥著	200 元
26. 瘦水、胖水	鈴木園子著	200 元
27. 手針新療法	朱振華著	200 元
28. 香港腳預防與治療	劉小惠譯	250 元
29. 智慧飲食吃出健康	柯富陽編著	200 元
30. 牙齒保健法	廖玉山編著	200 元
31. 恢復元氣養生食	張果馨譯	200 元
32. 特效推拿按摩術	李玉田著	200 元
33. 一週一次健康法	若狹真著	200 元
34. 家常科學膳食	大塚滋著	220 元
35. 夫妻們閱讀的男性不孕	原利夫著	220 元

國家圖書館出版品預行編目資料

病從「血液」起—血液健康法／溝口秀昭著；楊鴻儒譯
－初版－臺北市，大展，民 91
面；21 公分－（家庭醫學保健；74）
ISBN 957-468-135-1（平裝）
1.血液－疾病　2.血型
415.6　91004216

病從「血液」起——血液健康法

ISBN 957-468-135-1

著　者／溝口秀昭
譯　者／楊 鴻 儒
發 行 人／蔡 森 明
出 版 者／大展出版社有限公司
社　址／台北市北投區（石牌）致遠一路 2 段 12 巷 1 號
電　話／（02）28236031・28236033・28233123
傳　真／（02）28272069
郵政劃撥／01669551
網　址／www.dah-jaan.com.tw
E－mail／service@dah-jaan.com.tw
登 記 證／局版臺業字第 2171 號
承 印 者／高星印刷品行
裝　訂／協億印製廠股份有限公司
排 版 者／千兵企業有限公司
初版 1 刷／2002 年（民 91 年）5 月
初版 2 刷／2005 年（民 94 年）7 月　定價／200 元

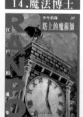

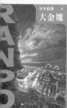

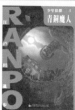

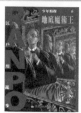

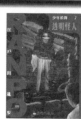

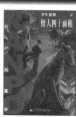

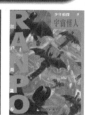

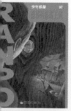

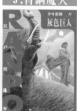

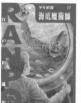

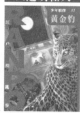

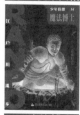

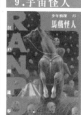

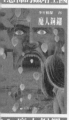

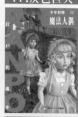

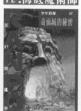

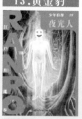

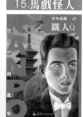

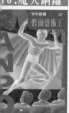

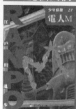

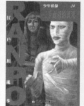

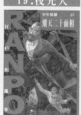

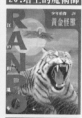

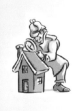

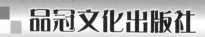

推理文學經典巨著，中文版正式授權

名偵探明智小五郎與怪盜的挑戰與鬥智

名偵探柯南、金田一都讚嘆不已

日本推理小說鼻祖—江戶川亂步

1894年10月21日出生於日本三重縣名張〈現在的名張市〉。本名平井太郎。
就讀於早稻田大學時就曾經閱讀許多英、美的推理小說。
畢業之後曾經任職於貿易公司，也曾經擔任舊書商、新聞記者等各種工作。
1923年4月，在『新青年』中發表「二錢銅幣」。
筆名江戶川亂步是根據推理小說的始祖艾德嘉・亞藍波而取的。
後來致力於創作許多推理小說。
1936年配合「少年俱樂部」的要求所寫的『怪盜二十面相』極受人歡迎，
陸續發表『少年偵探團』、『妖怪博士』共26集……等
適合少年、少女閱讀的作品。

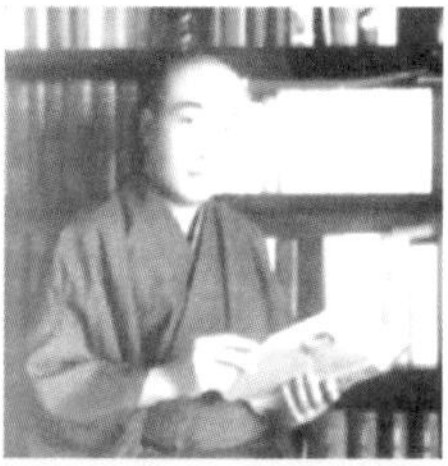

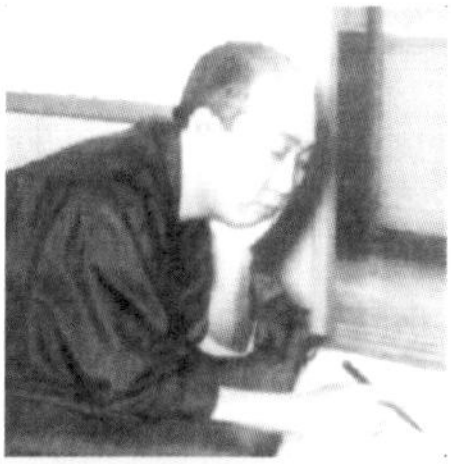

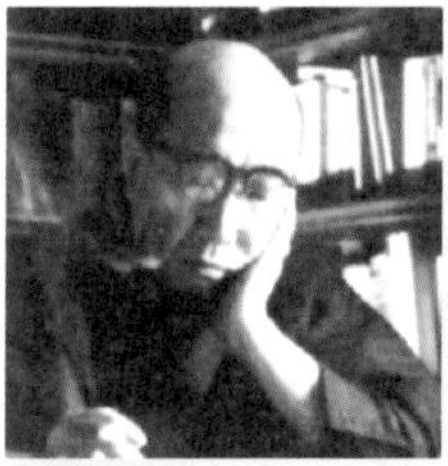

1 ～ 3 集　定價300元　試閱特價189元

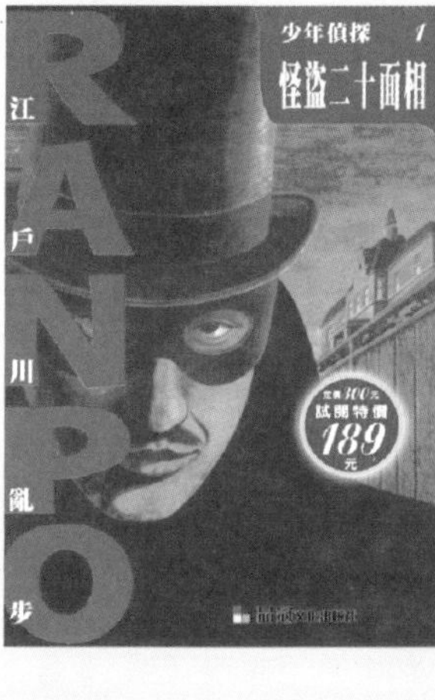

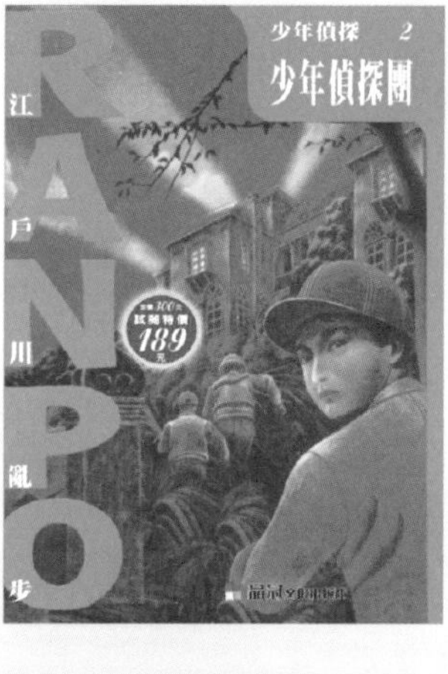

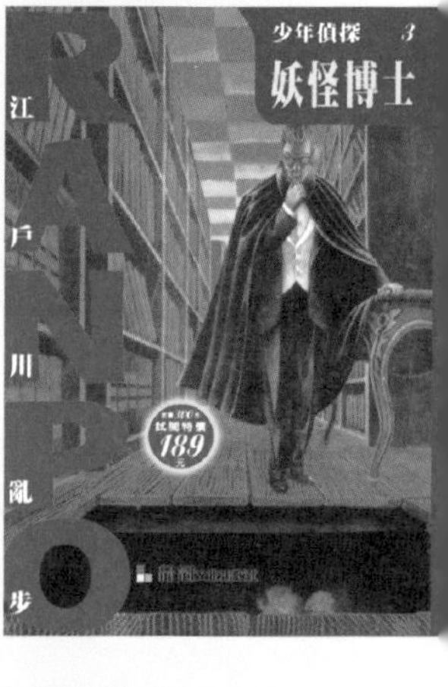